AF634289

Maria M. Kettenring

Hausapotheke Ätherische Öle

Schnelle Hilfe für jeden Tag

Inhaltsverzeichnis

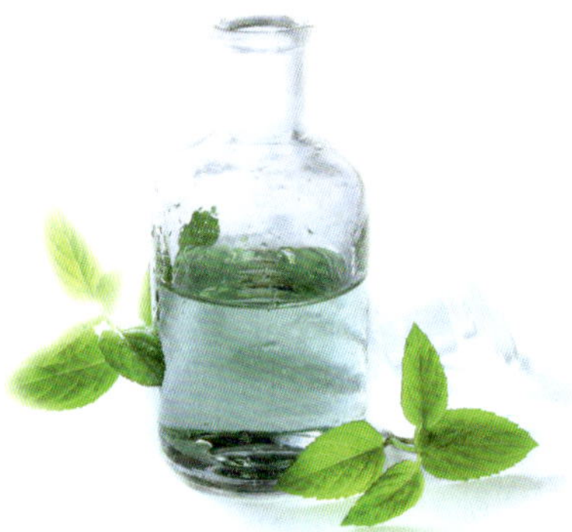

Was sind ätherische Öle?

Das Wort „ätherisch“ leitet sich von dem griechischen Begriff „aither“ ab und bedeutet „himmlisch“. Ätherische Öle sind hochkonzentrierte Pflanzenstoffe, welche, je nach Zusammensetzung, ein differenziertes Vielstoffgemisch darstellen.
Diese natürlichen Duftstoffe entwickeln sich aus dem Stoffwechselprozess während der Photosynthese am Tag und des Regenerationsprozesses in der Nacht. Dabei bilden sich hochkomplexe biochemische Inhaltsstoffe wie Monoterpene, Monoterpenole, Aldehyde, Ester und viele mehr.
Als ausgeprägte Vielstoffgemische zählen ätherische Öle zu den sogenannten sekundären Pflanzenstoffen. Die Inhaltsstoffe sind sowohl für den spezifischen Duft als auch für die therapeutische Wirkung verantwortlich.

Ätherische Öle sind leicht flüchtig und daher nicht mit fetten Ölen, wie z.B. Jojoba-, Mandel-, Johanniskraut- oder Wildrosenöl zu verwechseln.
Sie hinterlassen keine Fettflecken und lösen sich hervorragend in fetten Ölen (Basisölen), Alkohol und Essig auf.
Ätherische Öle befinden sich als winzige Öltröpfchen in den sogenannten Öldrüsen der Pflanzen.
Bei den Zitrusfrüchten lagern sie ausschließlich in den Schalen.

Wichtige Hinweise zum Einkauf ätherischer Öle:

- Nur 100 % naturreine ätherische Öle verwenden!
- Das Etikett sollte eindeutige Angaben zur Pflanze inklusive botanischem Namen, Herkunftsland, Gewinnungsverfahren, verwendeten Pflanzenteilen und evt. Verdünnung enthalten.
- Auf Bio-Qualität und Chargennummer achten.

Was Sie vor Gebrauch dieses Buches wissen sollten

Es ist Sinn und Zweck dieses Buches, eine für den Laien leicht anzuwendende Haus- und Reiseapotheke aus dem Bereich der Aromatherapie zusammenzustellen.
Die ätherische Haus- und Reiseapotheke kommt im ersten Schritt mit wenigen ätherischen Ölen aus und eignet sich für die ganze Familie. Ein häusliches Basis-Set ist ein wertvoller Begleiter, der uns tagein und tagaus bei den verschiedenen Nöten, Unpässlichkeiten und Wehwehchen wertvolle Dienste leisten kann. Mit fünf Grundölen sind Sie schon bestens ausgestattet und haben eine aromatische Apotheke, die schnell zur Hand und die ideale Reisebegleitung für unterwegs ist.

Das Buch beginnt mit der Grundausstattung *Fünf stete Begleiter*: *Lavendel*, die „Hausapotheke in der Flasche", *Pfefferminze*, „Klarer Kopf und kühle Frische", *Teebaum*, das „Breitband-Antiseptikum" sowie *Zitrone*, „Heitere Geistesblitze" und *Cajeput*, das „Kinder-Erkältungsöl", meine persönlichen Favoriten in der kühlen Jahreszeit. Mehr Öle brauchen wir für eine erste Hausapotheke nicht.
Mit der Zeit und der gewonnenen Erfahrung und dem Erleben von Freude, Effektivität und Linderung, die uns die wertvollen Helfer aus der Flasche schenken, lohnt es sich, eine etwas größere Auswahl an Ölen anzuschaffen. Um ein großes Spektrum an Beschwerdesymptomen abzudecken, habe ich weitere acht Öle aus der riesigen Angebotspalette unter dem Kapitel *Ergänzende Öle für die Hausapotheke* zusammengestellt. Maßgeblich waren für mich meine wertvollen Erfahrungen aus der Aromapflege. Ätherische Öle enthalten eine ungeahnte Fülle an biochemischen Inhalts- und Wirkstoffen.

Daraus erklärt es sich, dass einunddasselbe Öl zur Behandlung mehrerer Symptome verwendet werden kann.
Da in den verschiedenen ätherischen Ölen häufig ähnliche oder gar gleiche Inhaltsstoffe enthalten sind, erklärt es sich auch, dass ein einzelnes Symptom mit unterschiedlichen Ölen behandelt werden kann. Diese Tatsache sollte Sie nicht irritieren, sie demonstriert vielmehr die Vielfalt und den Reichtum unserer Natur.

Symbole – die Sie durch das Buch begleiten

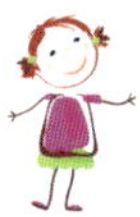 Anwendung für Kinder ab 6 Jahren

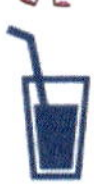 Getränk

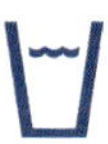 Gurgelwasser

 heißes Getränk

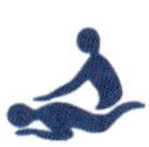 Körpermassage

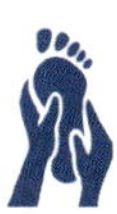 Fußmassage

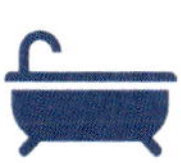 Voll- oder Sitzbad

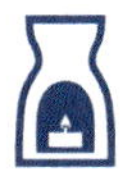 Duftlampe, Aromastream

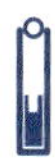 Roll-On

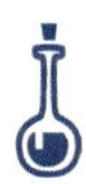 Ölmischung auf Vorrat

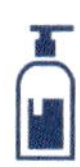 Airspray

 Salze und Balsame

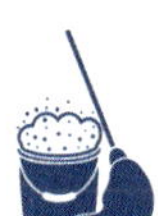 Desinfektion und Reinigung

Jede Öl-Monografie beginnt mit einer *Affirmation*, die wegweisend die Wirkungsrichtung des ätherischen Öls aufzeigt. Danach folgt eine Auflistung der Heilanzeigen sowie eine allgemeine Beschreibung mit Sicherheitshinweisen.

Die Rezepturen, entsprechend dem Symptome-Register (siehe Seite 121), finden Sie unter den Öl-Monografien. Am linken Rand der Buchseite sind die Beschwerdebilder benannt, daneben befindet sich die Rezeptur und als schneller Hinweis das Symbol der Anwendungsart (siehe Seite 7). Wenn neben einer Rezeptur kein Beschwerdebild aufgeführt ist, dann gilt für diese Anwendung das vorangegangene.

Mit Hilfe des Symptome-Registers mit mehr als 200 Beschwerdebildern können Sie schnell auf die entsprechende Behandlung bzw. auf die dazu passende Rezeptur zugreifen.

Ohne sich gleich im Vorfeld über alle 13 Öle umfassend informieren zu müssen, finden Sie in diesem Buch anhand der Symptome und Rezepturen allmählich den Einstieg in die Welt der ätherischen Öle. Nach Auswahl des Symptoms und der Behandlung ist es natürlich hilfreich und sinnvoll, immer die jeweilige Monografie zu den Ölen zu lesen; einmal wegen der wichtigen Warnhinweise und zum anderen, um sich einen besseren Überblick zu verschaffen.

Auf diese Weise lernen Sie allmählich die wichtigsten ätherischen Öle für Ihre Hausapotheke kennen. Mit der Zeit bekommen Sie mehr Sicherheit im Umgang mit den Ölen und deren Dosierung.

Bitte lesen Sie auf jeden Fall zu jedem Öl, das Sie verwenden, die Warnhinweise im violetten Kasten unter den jeweiligen Öl-Monografien. Machen Sie den Ellenbeugentest bei Hautanwendungen (siehe Seite 9), wenn das empfohlen wird.

Es ist ratsam, die Gefäße für selbst hergestellte Rezeptmischungen zu etikettieren und mit Namen und Herstellungsdatum zu versehen. Kleben Sie über das Etikett einen Tesafilmstreifen, so dass die Schrift nicht verwischt. Achten Sie vor der Verwendung gegebenenfalls auf das Ablaufdatum.

Dieses Buch kann nicht den Anspruch auf Vollständigkeit erfüllen.

Es ist vielmehr ein praktischer Leitfaden mit erprobten Rezepten als Orientierungshilfe.
Selbstverständlich sollten Sie bei unklaren Beschwerden oder ernsthaften Erkrankungen immer einen Arzt konsultieren.

Viel Freude und Erfolg mit diesen so wertvollen Helfern aus der Natur.

Maria M. Kettenring

Wichtige Sicherheitshinweise für den Umgang mit ätherischen Ölen

- Vor Kindern geschützt lagern, kindersichere Verschlüsse.
- Nicht in die Augen bringen!
- Ätherische Öle nicht innerlich verwenden. Ausnahme bilden einige im Buch genannte Rezepte. Kontakt mit den Schleimhäuten unbedingt vermeiden! Falls ätherische Öle aus Versehen in zu hoher Konzentration verwendet wurden, bitte lange mit kaltem Wasser spülen.
- Ellenbeugentest: Bei empfindlicher und zu Allergien neigender Haut, Kontaktprobe in der Ellenbeuge machen.
  Dazu nehmen Sie etwas Mandelöl, das Sie in der Ellenbeuge auftragen und geben 1 Tropfen Ihres gewünschten ätherischen Öls in Bioqualität auf die Haut. Nach 10 – 20 Minuten lässt sich leicht feststellen, ob eine Hautreaktion auftritt.
- Ätherische Öle kühl und dunkel aufbewahren, aber nicht im Kühlschrank, da die Oxidation mit Sauerstoff schneller voranschreitet.
- Ätherische Öle von Nadelbäumen und Zitrusfrüchten (terpenhaltig) sollten unter 20° C gelagert werden.

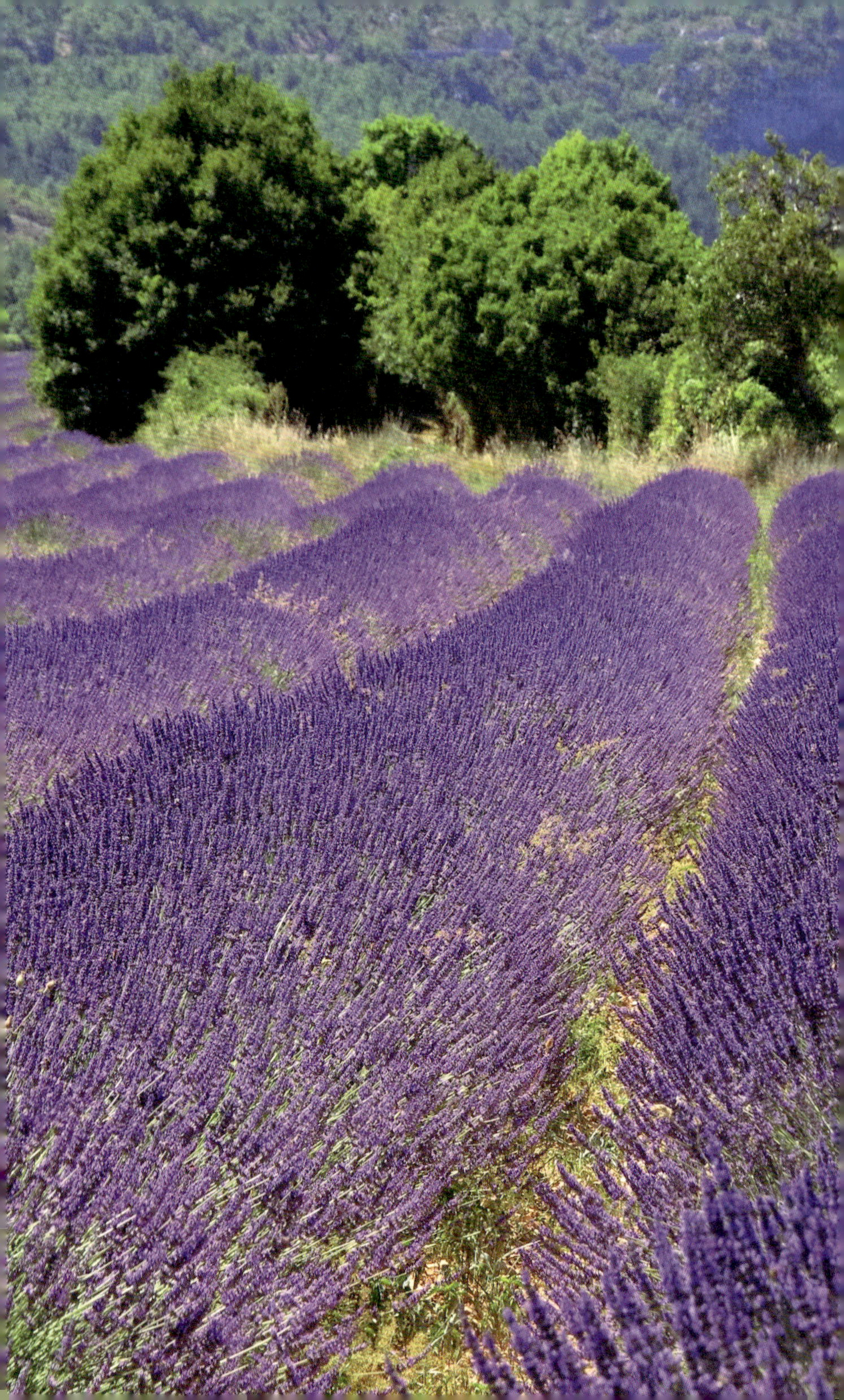

Fünf stete Begleiter

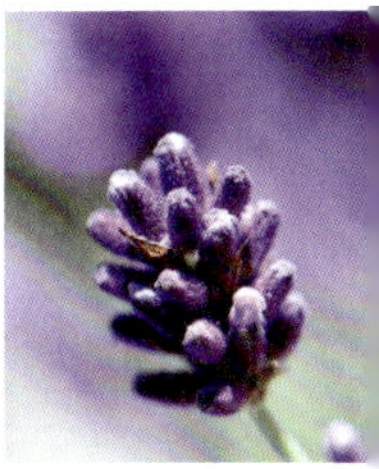

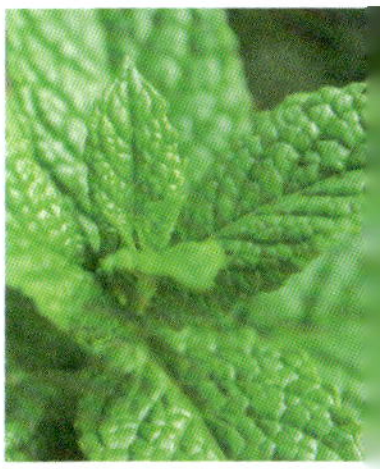

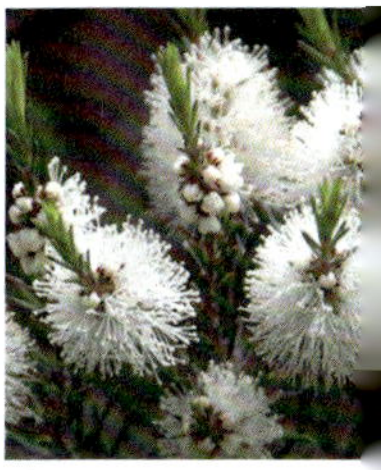

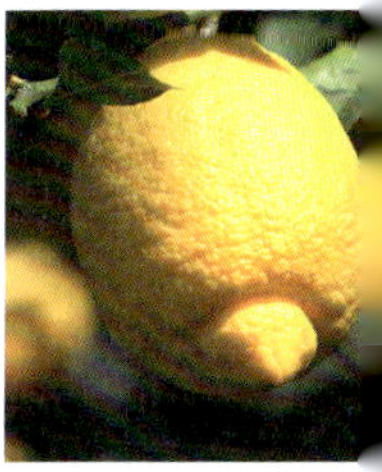

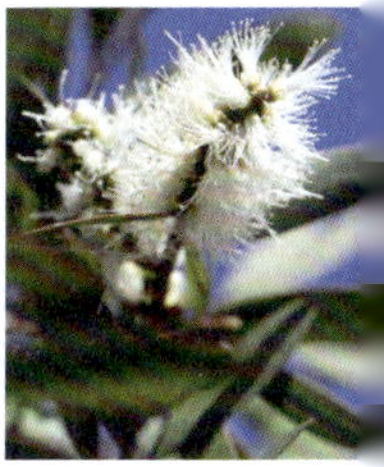

Lavendel

„Hausapotheke in der Flasche"

Lavendel fein

Lavandula angustifolia, L. officinalis, L. vera

Echter Lavendel, Feldanbau

Körperliche Wirkung:
antibakteriell, antiviral, antiseptisch, entzündungshemmend, antimykotisch (pilzwachstumhemmend), durchblutungsfördernd, hautregenerierend, juckreizstillend, krampflösend, schmerzstillend

Psychische Wirkung:
angstlösend, aufbauend, beruhigend, unterstützend bei nervösen Beschwerden

„Notfall-Lavendel"

Lavendel extra

Lavandula angustifolia, L. officinalis, L. vera

Berglavendel, Wildsammlung

Körperliche Wirkung:
antibakteriell, antiviral, antiseptisch, entzündungshemmend, fungizid, durchblutungsfördernd, hautregenerierend, juckreizstillend, krampflösend, schmerzstillend

Psychische Wirkung:
angstlösend, aufbauend, beruhigend, unterstützend bei nervösen Beschwerden

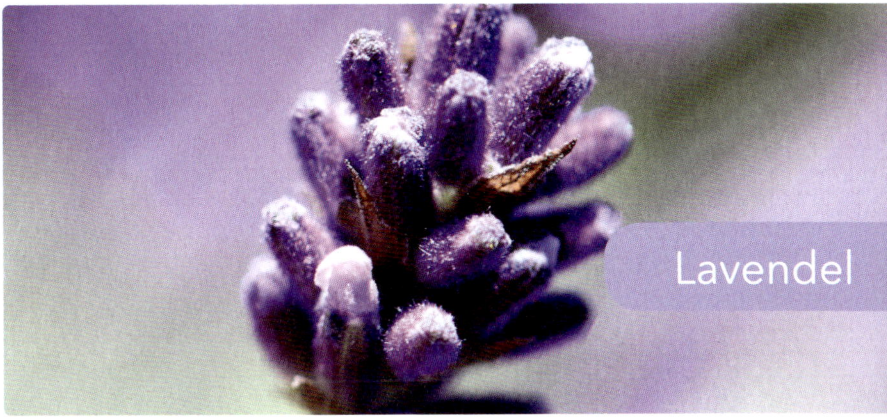

Lavandin

Lavandula hybrida   Super, Grosso, Abrial

Hybrid - Lavendel, Feldanbau

„Desinfektions- und Reinigungslavendel"

Körperliche Wirkung:
antibakteriell, antiseptisch, antimykotisch, durchblutungsfördernd, bei Muskelverspannungen und -schmerzen, tonisierend, zur Raumdesinfektion

Psychische Wirkung:
angstlösend, aufbauend, erfrischend

Vorsicht!
Lavandin, den sogenannten „hybriden Lavendel", nicht bei Kindern unter drei Jahren anwenden, da das ätherische Öl erhöhte Kampferanteile enthält. Lavandin während der Schwangerschaft nicht zu hoch dosieren, nicht über 1%.
In der klassischen Homöopathie gelten kampferhaltige ätherische Öle als Antidot. Bitte mit Ihrem Therapeuten abklären!

Allgemeine Beschreibung:

Der Name Lavendel leitet sich von dem lateinischen Wort „lavare“ (waschen) ab. Seit alters her wurde er wegen des vorzüglichen Aromas zum Waschen verwendet. Früher legte man ihn in Kissen oder Wäsche, da sein Duft auch Motten vertreiben sollte.
Der echte Lavendel = Berglavendel bzw. „Lavendel extra“, der in Hochlagen wächst, unterscheidet sich von dem im Feld angebauten Lavendel, dem „feinen Lavendel“, durch seine intensivere Duftnote und seine komplexere Wirkstoffzusammensetzung. Den wild wachsenden Berglavendel findet man an sonnendurchfluteten Felshängen und an den Südhängen der Gebirge Südeuropas. Er wächst in Höhen ab 700 m ü. M. bis weit in Höhen von 1200 bis 1300 m ü. M.

Lavendel stammt ursprünglich aus dem westlichen Mittelmeergebiet, wo er noch immer in großem Stil angebaut wird. Bekannt sind vor allem die blauen und lila Lavendelfelder der französischen Provence.
Unterhalb von 700 m ü. M. wird neben dem „feinen Lavendel“ auch eine Kreuzung mit Speiklavendel kultiviert, „Lavandin“ genannt. Das ist nicht der echte Lavendel. Lavandin enthält im Vergleich zum echten Lavendel weniger Inhaltsstoffe und wirkt durch den erhöhten Kampferanteil eher erfrischend und anregend. Er eignet sich besonders gut zum Desinfizieren, Reinigen und Klären von Räumen, bei Mottenbefall und gegen Ungeziefer.
Der echte Lavendel ist das ätherische Öl für „alle Fälle“. „Hausapotheke in der Flasche“ wird er auch gerne genannt. Er wirkt ausgleichend, beruhigend, stärkend und aufbauend, ob aus Wildsammlung oder kultiviertem Anbau. Das Öl reinigt und klärt die Haut, ohne diese zu reizen. Im Gegenteil: Lavendel verbessert die Heilung geschädigter, verletzter und gestresster Haut. Mit seinen vielen positiven Eigenschaften hat sich Lavendel die Auszeichnung als „gute Fee“ wahrlich verdient. Er unterstützt die Wirkung vieler anderer ätherischer Öle und eignet sich bestens in der Aromapflege.

Der hohe Gehalt an Monoterpen-Alkoholen und Monoterpen-Estern machen das Lavendelöl sehr verträglich. Diese Inhaltsstoffe aktivieren körpereigene Botenstoffe, die unter anderem entspannend, angst- und krampflösend wirken. Je höher der Lavendel wächst, desto größer ist auch der Gehalt an Ester. Dieser Inhaltsstoff hat beruhigende Wirkung auf das gesamte Zentralnervensystem und steigert das geistig-seelische Wohlbefinden. Dazu kommen schmerzstillende Cumarine und Phytosterole. Diese Inhaltsstoffe sind in erster Linie für die medizinische Verwendung eines Lavendel-Öles wichtig.
Der Inhaltsstoff Linalool gehört zur Substanzgruppe der Monoterpen-Alkohole und zeichnet sich vor allem durch seine antimikrobielle Wirkung aus.

Echtes Lavendel-Öl ist ein „Ausnahmeöl". Es kann pur (unverdünnt) aufgetragen werden, ohne Verätzungen und Irritationen der Haut zu verursachen.
In der Notfall-Apotheke ist „Lavendel extra" (Berglavendel) mit seinen über 300 Inhaltsstoffen zu bevorzugen, da er Wirkstoffe mit großer Bandbreite besitzt. Er sorgt für entspannte Atmosphäre. Man kann bei inneren Unruhezuständen leichter und effektiver lernen und arbeiten. Im Sinne einer ganzheitlichen Unterstützung fürs Lernen bietet sich Lavendel in Verbindung mit anderen konzentrationsfördernenden Düften wie Zitrone, Orange, Lemongrass und Pfefferminze an.

Lavendel in der Hausapotheke

Schnelle Hilfe für den Körper:

Verbrennungen	Lavendel fein tropfenweise direkt pur auf die betroffene Stelle auftragen. Dies hat einen wohltuenden und schmerzlindernden Effekt. Je nach Bedarf immer wieder die betroffene Stelle beträufeln. Wirkt leicht kühlend.
Schürfwunden, Wunddesinfektion	Reinigung von kleinen Schürfwunden: Lavendel fein direkt zur Reinigung aufträufeln und damit desinfizieren, brennt nicht. Für Kinder eher als Roll-On auf Jojoba- oder Mandelölbasis anwenden, nicht in die Wunde - nur außen herum auftragen. In absoluten Ausnahmefällen pur anwenden, zum Reinigen der Wunde beispielsweise; nicht als Daueranwendung geeignet.
Insektenstiche	Bei Insektenstichen kann man 1 - 3 Tropfen Lavendel fein unverdünnt auf die Stichstelle träufeln.

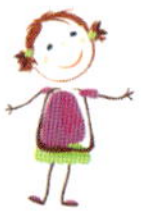

Wichtig:
Für Kinder unter 6 Jahren in 5 ml Mandelöl verdünnen!

Verdauungs-probleme	In 10 ml Mandelöl 3 - 5 Tropfen Lavendel fein träufeln. Solarplexus und Magengegend einmassieren. Wirkt bei nervösen Magenbeschwerden entlastend.
Nasen-Nebenhöhlenentzündung	1 - 2 Tropfen Lavandin auf ein Taschentuch geben. Tagsüber mehrmals inhalieren.
Bronchialer Husten	1 Tropfen Lavendel fein auf eine Kompresse oder ein Taschentuch träufeln und auf die Brust legen. Vor dem Einschlafen gut abdecken. Beruhigt die Atmung. Für Kinder in 5 ml Mandelöl verdünnen!

Schnelle Hilfe für die Psyche:

Einschlafstörung	Einfache Handhabung 1 - 2 Tropfen Lavendel fein auf Taschentuch, Vlies, Duftstein oder

Lavendelsäckchen träufeln und neben das Kopfkissen legen.
Für die Duftlampe
1 - 3 Tropfen Lavendel fein 20 Minuten vor dem Schlafengehen in die Duftlampe geben.
Vor dem Einschlafen ausmachen.

Lavendel und Lavandin in bewährten Rezepturen zum Selbermischen:

Reinigung und sanfte Desinfektion

„Putzfee Lavandin"
Zum Abwischen von Handläufen, Türgriffen und zum Putzen.
1 EL Neutralseife
12 - 15 Tropfen Lavandin
Je nach Menge des Wassers 1 TL bis 1 EL der Mischung im Wasser auflösen.

Unruhe und Einschlafschwierigkeiten

„Schlaf ein"
Mischung für Fuß- oder Handmassage

50 ml Mandelöl
8 Tropfen Lavendel fein
2 Tropfen Zeder

alternativ:
50 ml Mandelöl
6 Tropfen Lavendel fein
2 Tropfen Orange

2 Tropfen Palmarosa
2 Tropfen Zeder

Vor dem Schlafengehen in die Fußsohlen oder Handinnenflächen einmassieren.

Unruhe, Schlafstörungen, Schlafstörung Wechseljahre, Stress, Alpträume

„Willkommen, lieber Schlaf"

Grundmischung
für 5 ml Braunglas-Fläschchen
15 Tropfen Lavendel fein
10 Tropfen Lavendel extra
30 Tropfen Neroli 10%
20 Tropfen Orange

3 - 5 Tropfen „Willkommen, lieber Schlaf" in der Duftlampe, auf Duftstein oder Vlies vor dem Schlafengehen einsetzen.

Körpermassageölmischung
12 Tropfen „Willkommen, lieber Schlaf" in 30 ml Mandelöl träufeln. Nach der abendlichen Dusche oder dem Bad diese Mischung in die leicht feuchte Haut einmassieren.

Vollbad:
10 - 12 Tropfen „Willkommen, lieber Schlaf" in 1 – 2 EL Sahne, Honig oder Meersalz geben. Wasser in die Badewanne einlaufen lassen und dann die Mischung einrühren.

Einschlafhilfe
Kinder

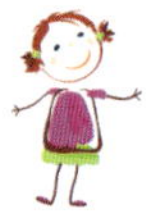

„Schläfchen zählen“

10 ml Mandelöl
2 Tropfen Lavendel fein
2 Tropfen Orange
Handinnenflächen oder Fußsohlen einmassieren. Eine Rückenmassage hat tendenziell auch schlaffördernde Wirkung.

Angespanntheit
Ohrmassage

„Einfach loslassen“

5 ml Jojobaöl
2 Tropfen Lavendel fein
1 Tropfen Lavendel extra
1 Tropfen Zeder
In die Ohrmuschel massieren; vor dem Schlafengehen oder einfach zum Loslassen.

Innere Unruhe

„Balance“

Zur Ruhe kommen - Körper und Geist ins Gleichgewicht bringen, nervenstärkend.
30 ml Mandelöl
3 Tropfen Lavendel fein
2 Tropfen Lavendel extra
2 Tropfen Palmarosa
1 Tropfen Orange
1 Tropfen Zeder
Mischung für eine wohltuende Rückenmassage. Kann auch zum Einreiben von Brust, Stirn, Nacken und Halswirbelsäule und vor dem Schlafengehen verwendet werden.

Alpträume und Panik

„Alles ist gut"
30 ml Mandelöl
3 Tropfen Lavendel fein
2 Tropfen Lavendel extra
2 Tropfen Neroli 10%
2 Tropfen Palmarosa
1 Tropfen Orange
1 Tropfen Zeder
Brust und Rücken einreiben;
zur weiteren Unterstützung auch Schläfen, äußere Nasenflügel und Pulse der Handgelenke.

Schlafstörungen

„Schlafbalsam"
20 g Sheabutter
5 Tropfen Lavendel fein
3 Tropfen Palmarosa
1 Tropfen Zeder
Die Sheabutter im Wasserbad bei 40° C schmelzen und die ätherischen Öle einträufeln. In ein Glasdöschen einfüllen und erkalten lassen.
Die Mischung in die Handinnenflächen oder Fußsohlen einmassieren.

Stress

„Stress adieu 1"
Für 10 ml Roll-On Braunglas-Flasche
2 ml Weingeist
3 Tropfen Lavendel fein
2 Tropfen Neroli 10%
2 Tropfen Palmarosa

auf Alkohol-Basis

Öle in den Alkohol träufeln und mit 8 ml Orangenblütenwasser auffüllen.

„Stress adieu 2"

Für 10 ml Roll-On Braunglas-Flasche
10 ml Jojoba- oder Mandelöl
3 Tropfen Lavendel fein
2 Tropfen Neroli 10%
2 Tropfen Palmarosa

auf Öl-Basis

Den Roll-On für Schläfenpartien, Stirn, Handgelenkspulse und hinter den Ohren verwenden.

Desinfektion Krankenzimmer

„Frischluft"

5 Tropfen Lavandin
5 Tropfen Zitrone
Mischung für die Duftlampe. Sie bringt erneuernde und belebende Atmosphäre ins Krankenzimmer.

Sonnenbrand, Verbrennungen

„Sonnenbrand-Nachsorge"

Für 100 ml Braunglas-Flasche
50 ml Aloe Vera-Öl
50 ml Johanniskrautöl
12 Tropfen Lavendel fein
5 Tropfen Lavendel extra
5 Tropfen Palmarosa
3 Tropfen Manuka
Auf die betroffenen Stellen auftragen und mindestens 6 Stunden die Sonne meiden.

Kreisende Gedanken, inneres Druckgefühl

„Ruhe finden"
Mischung für die Duftlampe
6 Tropfen Lavendel fein
2 Tropfen Zeder
1 Tropfen Neroli 10%

Balsam
Für 20 g Cremedöschen
20 g Sheabutter
5 Tropfen Lavendel fein
1 Tropfen Zeder
1 Tropfen Neroli 10%
Die Sheabutter im Wasserbad bei 40° C schmelzen und die ätherischen Öle einträufeln. In das Cremedöschen füllen und erkalten lassen.
Handinnenflächen, Handpulse, Solarplexus, Schläfen und Fußsohlen behandeln.

„Klarer Kopf und kühle Frische"

Pfefferminze

Mentha piperita

Körperliche Wirkung:
antibakteriell, antiviral, abwehrsteigernd, antiseptisch, befreiend, belebend, entzündungshemmend, entkrampfend, epithelisierend, kühlend, schmerzstillend, zellerneuernd

Psychische Wirkung:
aufbauend, belebend, erfrischend, klärend, konzentrationsfördernd

Allgemeine Beschreibung:

Pfefferminze galt schon im Altertum als ausgezeichnetes Heilmittel. Unter den vielen Minzarten, die es gibt, ist Mentha piperita, die „Echte Pfefferminze" die bekannteste; der Klassiker in der Aromatherapie.
Pefferminz-Öl gilt als ausgezeichnetes Verdauungstonikum. Es beruhigt den Magen und entspannt den Verdauungstrakt, hilft bei Blähungen, Übelkeit und Erbrechen, Reise- und Seekrankheit.
Es fördert den Gallefluss, regt den Stoffwechsel an, aktiviert den Lymphfluss und wirkt dadurch entstauend auf das Bindegewebe.
Wissenschaftliche Studien belegen die schmerzstillende Wirkung von Pfefferminz-Öl bei Migräne und Spannungskopfschmerzen.
Ein Tropfen pur aufgetragen verschafft bereits Linderung. Das Öl kann in diesem Fall unverdünnt angewendet werden.
Pfefferminz-Öl ist wunderbar anregend und erfrischend für den Geist. Es fördert klares Denken, macht wach und steigert die Konzentration.
Auch bei Jetlag erweist es sich als erfrischende Wohltat.

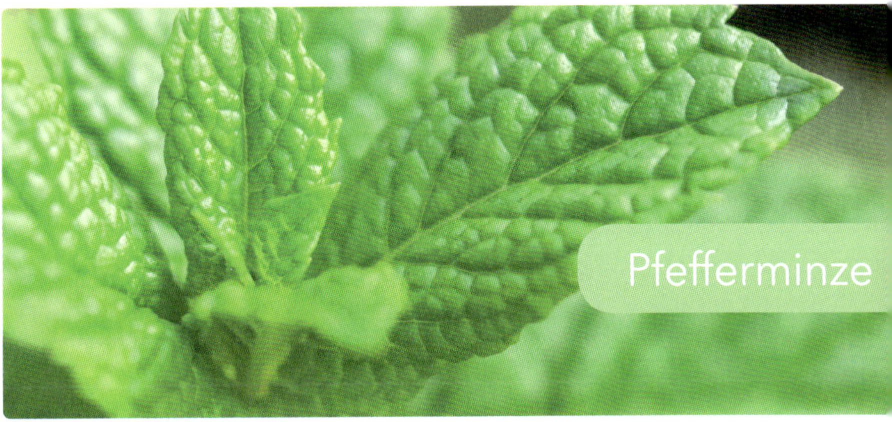

Pfefferminze

Der Duft wird durch seinen Hauptinhaltsstoff Menthol bestimmt, der auch den kühlenden Effekt bewirkt. Nach dem Auftragen wird die Durchblutung verstärkt, gefolgt von einem kurzen Wärmegefühl. Wärme und Kühle wechseln sich immer wieder ab, dadurch wird zum Beispiel bei Schnupfen die Nase frei.

Gute Erfahrungen hat man mit Pfefferminz-Öl auch als Schutz vor Insekten gemacht. Als Spray wirkt es erfolgreich zusammen mit Lemongrass und Zeder, verdünnt in Hydrolat oder Weingeist.

Gerne werden diese drei Öle – in Mandelöl gemischt – auch zum Einreiben gegen die lästigen Plagegeister verwendet.

Vorsicht!
Nicht für Kinder unter sechs Jahren anwenden, da ketonhaltig.
In der Schwangerschaft ist Vorsicht geboten.
Nicht als Badezusatz verwenden, da es Kältegefühle hervorruft.
Gilt als Antidot während einer Therapie mit klassischer Homöopathie.

Pfefferminze in der Hausapotheke

Schnelle Hilfe für den Körper:

Übelkeit	1 Tropfen PFEFFERMINZE auf ein Taschentuch und daran riechen. Etwas stärker wirkt: 1 Tropfen PFEFFERMINZE langsam auf der Zunge zergehen lassen oder auf ein Stückchen Brot träufeln und langsam zerkauen. Regt den Gallefluss an.
Verdauungsprobleme (nach schwerem Essen)	1 Tropfen PFEFFERMINZE langsam auf der Zunge zergehen lassen oder in ein Glas Mineralwasser 1 Tropfen träufeln. Kräftig verrühren und schluckweise trinken.
Schnittwunde	Direkt auf die glatte Schnittwunde 1 Tropfen PFEFFERMINZE träufeln. Stoppt die Blutung und brennt nicht. Bei Bedarf Pflaster oder Verband auflegen.

Schnelle Hilfe für die Psyche:

Müdigkeit, Konzentrationsmangel	1 Tropfen PFEFFERMINZE auf ein Duftvlies oder Taschentuch - leicht inhalieren. 1 Tropfen auf ein Duftvlies im Auto.

1 - 3 Tropfen in die Duftlampe
1 Tropfen in die äußeren Ohrmuscheln einmassieren.

Aufmunternd am Arbeitsplatz

1 Tropfen PFEFFERMINZE für den Duftstein am Schreibstisch.
1 Tropfen aufs Halstuch.

Pfefferminze in bewährten Rezepturen zum Selbermischen:

Konzentrationsmangel, Antriebslosigkeit

„Klar denken"
Mischung für die Duftlampe
3 Tropfen PFEFFERMINZE
2 Tropfen ZITRONE

„Wake up"
Massageölmischung
in 10 ml Mandelöl
3 Tropfen PFEFFERMINZE
2 Tropfen ZITRONE
Finger benetzen und Schläfen, Nacken und Ohrmuscheln (nicht Läppchen und Innenohr) massieren.

Äußerer Druck und Stress

„Druck- und Stressbremse"
Mischung für die Duftlampe
1 Tropfen PFEFFERMINZE
2 Tropfen ORANGE

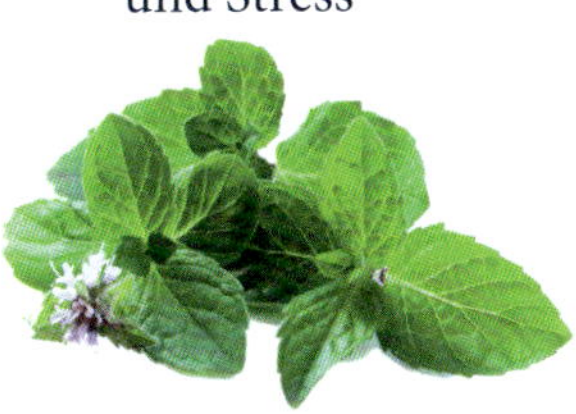

1 Tropfen Palmarosa oder Neroli 10%

Für die Handtasche:
Mischung in 10 ml Mandelöl einträufeln. Fläschchen für unterwegs zum Riechen oder zum Auftragen auf Schläfen und Handgelenkspulse.

„Loslassen"
Nach langem Sitzen
5 ml Mandelöl
1 Tropfen Pfefferminze
3 Tropfen Zitrone
Die betroffenen Stellen massieren.

Kopfschmerzen, Kopfdruck, Migräne

„Kopfschmerz lass nach"
10 ml Mandelöl
3 Tropfen Pfefferminze
1 Tropfen Neroli 10%
2 Tropfen Zitrone
Mit dieser Mischung können Sie eine kleine Massage an Schläfen, Stirn und Nacken vornehmen.

Gurgelwasser gegen Halsschmerzen

„Frosch im Hals"
Basisrezept
5 EL Meersalz
1 Tropfen Pfefferminze
2 Tropfen Teebaum
2 Tropfen Zitrone

Ätherische Öle in ein Schraubglas träufeln, das Glas schwenken und anschließend das Meersalz dazugeben. Mit einem Teelöffel gut mischen.
½ TL der Mischung in ein Glas Wasser geben und gründlich gurgeln.

Mundhygiene

„Mundfrisch"
Mundwasser
100 ml Orangenblütenwasser
8 Tropfen Pfefferminze
3 Tropfen Cajeput
8 Tropfen Zitrone
5 Tropfen Orange
Von dieser Mischung 1 TL ins Mundspülwasser geben.
Für die tägliche Mundhygiene.

Zahnfleischstärkung, Zahnfleischbluten

1 TL von der *„Mundfrisch"* Mischung mit 1 TL Wasser im Mund zwischen den Zähnen hin und her ziehen, danach ausspucken.

Übelkeit

„Minzchen auf Reisen"
Riechfläschchen
5 ml Jojobaöl
4 Tropfen Pfefferminze
3 Tropfen Zitrone
Einfach aus der Handtasche ziehen und daran riechen. Auch zum Einreiben von Schläfen und Nacken.

Insektenschutz-Öl	*„Fly away"* 10 ml Mandelöl 3 Tropfen Pfefferminze 2 Tropfen Lemongrass 1 Tropfen Zeder Zum Auftragen auf die Haut.
Erkältung	*„Nase frei"* Erkältungsöl 10 ml Mandelöl 2 Tropfen Pfefferminze 2 Tropfen Zitrone 1 Tropfen Palmarosa Diese Mischung um die Nasenflügel und in die Wangenpartie einmassieren.
Jetlag	*„Ankommen"* 10 ml Mandelöl 3 Tropfen Pfefferminze 1 Tropfen Lavandin oder Zitrone 1 Tropfen Zeder Zum Auftragen auf die Schläfen und im Nackenbereich.

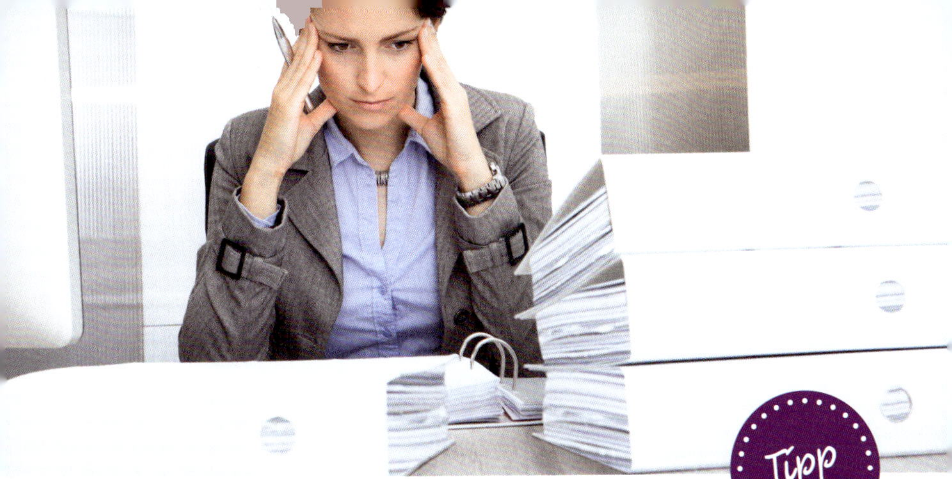

Tipp

Ohrmassage „Denkmütze“

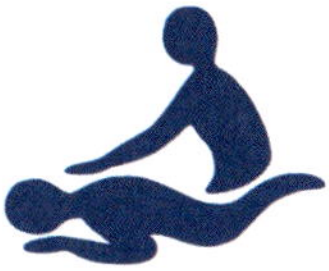

Zur Steigerung der Konzentration und Denkfähigkeit

1. Mit 1 Tropfen Pfefferminze pur oder mit der Mischung „Wake up“ (Seite 27) Finger benetzen und an der Ohrmuschel hinten und vorne verteilen.
2. Zeige- und Mittelfingerkuppen hinter dem Ohrläppchen vom Schädelknochen nach oben kreisend massieren.
3. Den oberen Teil der Ohrmuschel kräftig zwischen die Finger nehmen – die Daumen liegen innen – und langsam von der Ohrmitte zum Rand hin in Richtung Ohrläppchen ziehen.
4. Auf halber Höhe den Griff wechseln, so dass die Zeigefinger in der Ohrmuschel liegen und weiter massieren.

Schritt 2 und 3 mindestens 3 x durchführen!
Zum Abschluss mit Zeige-, Mittel- und Ringfingerkuppen sanft die Halslymphbahnen beidseitig vom Kiefergelenk zum Schlüsselbein hin ausstreichen.

„Breitband-Antiseptikum"

Teebaum

Melaleuca alternifolia

Körperliche Wirkung:
antibakteriell, antiviral, antimykotisch, antiseptisch, antiparasitär, abschwellend, entzündungshemmend, entstauend auf das venöse System, epithelisierend, die Selbstregulation unterstützend

Psychische Wirkung:
leicht stärkend

Allgemeine Beschreibung:

Der in Australien gedeihende Teebaum wird bis zu sieben Meter hoch. Er gehört zur großen Pflanzenfamilie der Myrtengewächse, zu denen auch der Eukalyptus und die Myrte zählen.
Der Baum wächst in sumpfigen Gebieten von New South Wales. Die Aborigines benutzten die in heißem Wasser eingeweichten Blätter bei Erkältung, Husten und Kopfschmerzen. Käpt'n Cook bereitete mit seiner Mannschaft aus den Blättern einen aromatisch würzigen Tee, wodurch das Öl auch seinen Namen erhielt.
Teebaum-Öl wirkt stark desinfizierend, nicht toxisch und ist eines der wissenschaftlich am besten erforschten ätherischen Öle. Es zählt nachweislich zu den Mitteln mit großem Breitbandspektrum gegen Bakterien, Viren und diverse Pilze, was es bereits im 2. Weltkrieg bekannt gemacht hat.
Als wirksame Bestandteile werden die hautfreundlichen Monoterpen-Alkohole genannt, vor allem das Terpinen-4-ol (mehr als 35%). Das Cineol 1,8 aus der Oxid-Gruppe hat schleimlösende Eigen-

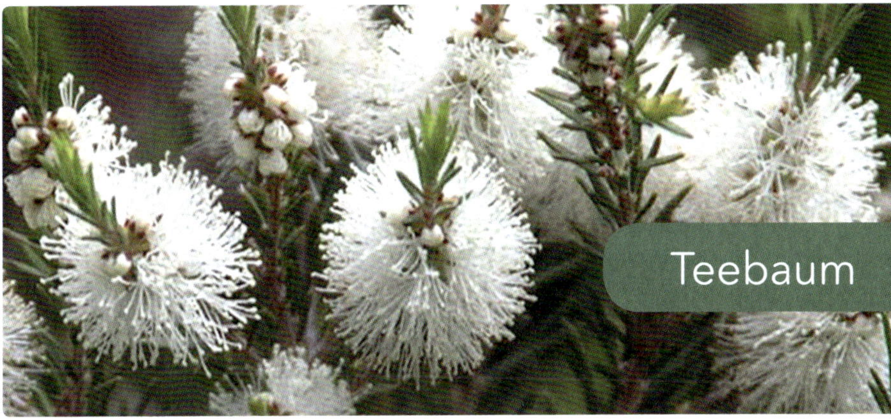

Teebaum

schaften, die denen von Eukalyptus und Myrte ähneln und Erkältungskrankheiten lindern.

Es ist nachgewiesen, dass Teebaum-Öl bakterielle Zellwände zerstören kann. Klinische und immunologische Studien geben den Hinweis auf seine entzündungshemmende Eigenschaft. Hilfreich ist es auch bei Akne und Pickeln, wobei allerdings der Geruch von Teebaum-Öl gewöhnungsbedürftig ist. Insektenstiche und -bisse werden desinfiziert und schwellen ab. Läusebefall kann in Verbindung mit Lavendel und Zeder effektiv bekämpft werden. Teebaum-Öl nimmt den Juckreiz. (Rezept siehe Seite 118)

Vorsicht!
Teebaum-Öl reagiert besonders empfindlich auf Luft und Licht, es kann dadurch zu Hautreizungen führen. Deshalb nur kleine Flaschen (max. 5 ml) kaufen und nach Anbruch innerhalb von 6 - 8 Monaten verbrauchen.
Bitte auf Bio-Qualität achten.
Katzen reagieren empfindlich auf dieses Öl.

Teebaum in der Hausapotheke

Schnelle Hilfe für den Körper:

Nagelpilz	1 - 2 Tropfen TEEBAUM auf einen Q-Tip träufeln und unter den Nagel bringen. Um das Nagelbett einen Nagelbalsam (siehe Seite 38) auftragen.
Herpes	1 Tropfen TEEBAUM mit einem Q-Tip auf die betroffene Stelle behutsam auftupfen. Dies kann brennen. Wenn man zu Herpes neigt und spürt, dass er im Anflug ist, gleich vorbeugend auftragen. So können Sie die Herpesviren abwehren.
Warzen	Bei Warzen TEEBAUM pur auf die befallene Stelle mit Q-Tip auftragen. Täglich mehrmals wiederholen (5 - 8 mal).
Blutende Verletzung	Direkt auf die Wunde 1 Tropfen träufeln. Hilft die Blutung zu stoppen.
Wunddesinfektion	Zur Reinigung direkt aufträufeln und damit desinfizieren. Kann mit LAVENDEL FEIN 1 : 1 gemischt werden.

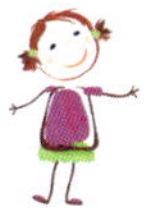

Für Kinder:
Auf 10 ml Mandelöl
2 Tropfen Teebaum
1 Tropfen Lavendel fein
Mischung um die Wunde herum aufbringen. Hilft der Haut, sich schneller zu regenerieren.

Insektenstiche oder Juckreiz	1 Tropfen Teebaum kann pur auf die betroffenen Stellen aufgetragen werden; verhindert den Juckreiz.
Zahnfleischbluten, zahnfleischstärkend	1 Tropfen Teebaum. Das Zahnfleisch damit behandeln.
Ohrenschmerzen	2 Tropfen Teebaum in 10 ml Mandelöl hinter dem Ohr einmassieren. Auf kleinem Watteträger 1 Tropfen Teebaum in die äußere Ohrfalte einbringen. Vorsicht: Nicht direkt ins Ohr.

Schnelle Hilfe für die Psyche

Teebaum eignet sich zur Stärkung der Psyche am besten in Kombination mit anderen Ölen, da sein Duft gewöhnungsbedürftig ist.

Teebaum in bewährten Rezepturen zum Selbermischen:

Desinfektion von Krankenzimmern

„Frische Luft"
Mischung für die Duftlampe
3 Tropfen Teebaum
3 Tropfen Zitrone
3 Tropfen Cajeput

Zur Reinigung und Desinfektion auf ein Tuch träufeln
3 Tropfen Zitrone
3 Tropfen Teebaum
2 Tropfen Lemongrass

alternativ:
2 Tropfen Zitrone
3 Tropfen Lavandin
3 Tropfen Teebaum

Erkältung

„Husten und Schnupfen"
Mischung für die Duftlampe
3 Tropfen Teebaum
3 Tropfen Pfefferminze
2 Tropfen Latschenkiefer

Akne

„Akne adé"
5 ml Basisöl
2 Tropfen Lavendel fein
2 Tropfen Teebaum

Die betroffenen Stellen mit 1 Tropfen Teebaum pur auf einem Q-Tip bepinseln, danach die Stelle mit der Ölmischung umfahren und benetzen.

„Akne akut"

Roll-On auf Alkoholbasis
8 ml Weingeist
2 ml Rosenwasser
6 Tropfen Teebaum
5 Tropfen Lavendel extra
3 Tropfen Palmarosa
Die Mischung wird leicht milchig; vor jedem Gebrauch schütteln.
Auf die betroffenen Stellen auftragen und danach die Roll-On Kugel reinigen; vorsichtshalber noch einmal mit Alkohol desinfizieren.

Herpes

„Herpes adé"

Mischung zum Auftragen
20 Tropfen Teebaum
20 Tropfen Lavendel fein
In einem Braunglas-Fläschchen mischen und pur auf die Herpes-Stelle tupfen.

Diese Mischungen innerhalb von 4 Monaten verbrauchen.

Fuß- und Nagelpilz

„Gut zum Fuß"

Nagelbalsam zum Einreiben
20 g Sheabutter
5 ml Mandelöl
8 Tropfen TEEBAUM
5 Tropfen LAVENDEL EXTRA
5 Tropfen PALMAROSA

Sheabutter bis 40° C im Wasserbad erwärmen und leicht abkühlen lassen. Zutaten unterrühren und die Mischung abfüllen. Mit einem Spatel entnehmen. Die betroffenen Stellen 3 x täglich einreiben.
Konsequent täglich Strümpfe wechseln.

„Fuß- und Handbad"

Badesalz Mischung für das Handbad
2 TL Meersalz
½ TL Natron
8 Tropfen TEEBAUM
2 Tropfen PALMAROSA

Zutaten vermischen und mit dem heißen Wasser übergießen.

Für das Fußbad die doppelte Menge aller Zutaten verwenden.

Pilze mögen keine Hitze. Ausprobieren, wie heiß Sie das Wasser aushalten können. Nach 15 Minuten Füße herausnehmen und am besten mit Papiertüchern abtrocknen.

Harnwegsinfekt, Blasenentzündung

„Blase und Co"
Grundmischung
12 Tropfen Teebaum
5 Tropfen Lavendel fein

Sitzbad:
4 EL Meersalz
1x Mischung *„Blase und Co"*
Fünf bis acht Minuten baden.
Danach sich warm halten und ruhen.

Mischung zum Einreiben nach dem Bad:
50 ml Mandelöl
1x Mischung *„Blase und Co"*
Im Unterbauchbereich über der Blase einmassieren.
Viel trinken und einen Arzt aufsuchen.

„Heitere Geistesblitze"

Zitrone

Citrus limon

Körperliche Wirkung:
stark antibakteriell, leicht antiviral, antiseptisch, antiparasitär, abschwellend, desodorierend, desinfizierend, entstauend, fiebersenkend, reduziert Fußschweiß, steigert die Abwehr, immunstimulierend, stärkt die Gefäßwände, raumluftdesinfizierend

Psychische Wirkung:
nervenberuhigend ,konzentrationsfördernd, stimmungsaufhellend, bei Stress und Burnout

Allgemeine Beschreibung:

Der Zitronenbaum stammt ursprünglich wie alle anderen Zitrusbäume aus China. Heute wächst er im südlichen Mittelmeerraum. Zitronen-Öl ist ein sehr vielseitig einsetzbares Öl. In alten Zeiten wurden Kleider mit Zitronenschalen beduftet, um Insekten abzuwehren.

Zitronen-Öl hat antivirale und antibakterielle Eigenschaften, es wirkt unter anderem gegen Streptokokken. Daher ist es besonders hilfreich bei grippalen Infekten in der Erkältungszeit. Zur Fiebersenkung wird es gerne als Zugabe in Wadenwickeln verwendet. Zitronen-Öl macht die Raumluft keimfrei, wirkt appetitanregend, nervenberuhigend und hilft bei Reiseübelkeit.

Bei der Behandlung von Cellulite unterstützt es die Tonisierung der Haut und des Bindegewebes. Zitronen-Öl eignet sich gut als Zugabe für natürliches Deodorant und wird gerne in Massageölen angewendet. Es gilt als sehr konzentrationsförderndes Öl.

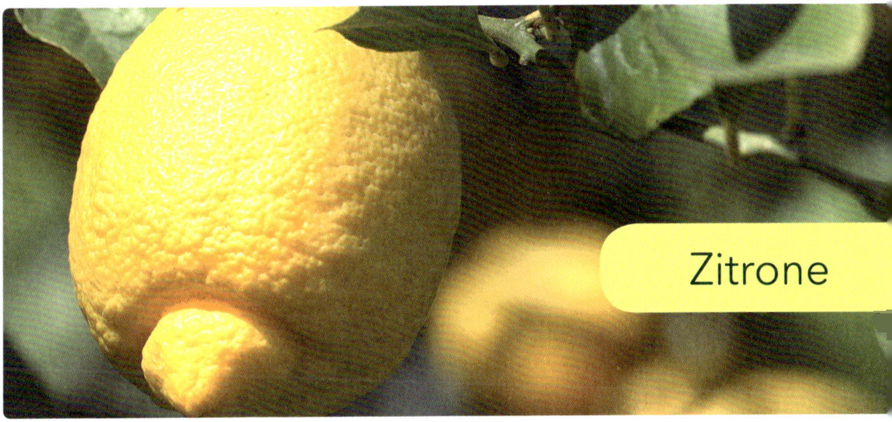

Zitrone

In den USA ergaben Untersuchungen in einem Großraumbüro eine deutliche Minderung von Schreibfehlern der Testpersonen, nachdem man die Räume mit Zitronen-Öl beduftet hatte. Eine weitere Studie mit Studenten zeigte, dass sich durch Vernebelung von Zitronen-Öl die Prüfungsergebnisse stärker verbesserten als durch andere getestete Öle. Der hohe Anteil an Monoterpenen (über 90 % Limonen) macht schon in geringer Dosierung geistig frisch, wirkt ausgleichend und unterstützt die Kreativität. Wie viele Zitrusschalenöle wirkt auch Zitronen-Öl gegen Trübsal in den dunklen Wintermonaten.

Vorsicht!
Zitronen-Öl kann durch Sonneneinstrahlung zu phototoxischen Hautreaktionen führen. Deshalb nach der Verwendung Sonne und Solarium einige Stunden meiden.
Um Hautreaktionen allgemein zu verhindern, sollten empfindliche Personen einen Reiztest (Zitronen-Öl in etwas Mandelöl) in der Ellenbeuge (siehe auch Seite 9) vornehmen.
Nach Öffnung der Flasche sollte das Öl möglichst frisch innerhalb eines halben Jahres verbraucht werden.

Zitrone in der Hausapotheke

Schnelle Hilfe für den Körper:

Fieber	Wadenwickel 1 Liter körperwarmes Wasser 1 TL Meersalz 5 Tropfen Zitrone Meersalz mit Zitrone vermischen und in das Wasser geben. Baumwolltücher darin eintauchen, auswringen und um die Waden wickeln. Anschließend ein trockenes Handtuch darüber wickeln.
Übelkeit durch schlechte Gerüche	Direkt am geöffneten Zitronenöl-Fläschchen riechen.

Schnelle Hilfe für die Psyche:

Konzentrationsmangel	1 - 2 Tropfen Zitrone auf Duftstein, Miniduftstein oder Vlies für den Schreibtisch. Tief durchatmen und inhalieren. Mischung für Airspray 30 ml Orangenblütenwasser

8 - 10 Tropfen Zitrone
Hilft die Raumatmosphäre klären und regt das Denken an.

Zitrone in bewährten Rezepturen zum Selbermischen:

Stimmungstief

„Gute Laune"
Mischung für die Duftlampe
3 Tropfen Zitrone
2 Tropfen Orange

„Concentration"
Mischung für die Duftlampe
5 Tropfen Zitrone
3 Tropfen Pfefferminze

Frühjahrsmüdigkeit

„Fit in den Frühling"
Mischung für die Duftlampe
3 Tropfen Zitrone
3 Tropfen Latschenkiefer
2 Tropfen Orange

Antriebsschwäche

„Zitronenkraft"
Mischung für die Duftlampe
3 Tropfen Zitrone
3 Tropfen Lemongrass
2 Tropfen Zeder

Gedächtnisstärkung

„Zitronen-Vitalwasser"

zum Trinken
2 Tropfen Zitrone
1 Tropfen Orange
Mit 1 EL frischem Zitronensaft emulgieren und in 1 Liter Mineralwasser gießen. Für eine optimale Gedächtnisleistung ist es wichtig, reichlich Wasser zu trinken.

Mundhygiene

„Zitronen-Wasser"

zum Gurgeln
½ TL Meersalz
2 Tropfen Zitrone
Mischung in ein Glas Wasser geben.

Zahnfleisch-probleme

„Zahnfleisch-Mundspülung"

zum Spülen
½ TL Meersalz
2 Tropfen Zitrone
1 Tropfen Pfefferminze oder Cajeput.
Mischung in ein Glas Wasser geben.
Vorsichtshalber Zahnarzt aufsuchen.

Abwehrschwäche
Erkältungszeit

„Medizinaler Zitronenhonig"

50 g Akazienhonig
8 Tropfen Zitrone
5 Tropfen Cajeput
Öle im Honig gut verrühren und teelöffelweise in Kräutertee einrühren, schluckweise trinken.

Alternativ auf ein Stück Brot streichen, langsam kauen und im Mund zergehen lassen.

Fieber

„Cool down"
Wadenwickel (siehe Seite 42)
1 - 3 Tropfen ZITRONE
1 Tropfen PFEFFERMINZE

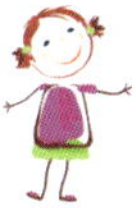

Für Kinder:
1 Tropfen ZITRONE
1 Tropfen CAJEPUT

Fußschweiß

„Frische Füße"

Fuß-Badesalz
1 EL Meersalz
5 Tropfen ZITRONE
2 Tropfen TEEBAUM
3 Tropfen PALMAROSA
3 Tropfen LAVANDIN

„Fußwohl"

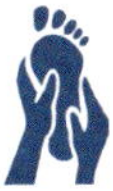

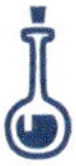

30 ml Mandel- oder Sesamöl
5 Tropfen ZITRONE
2 Tropfen TEEBAUM
3 Tropfen PALMAROSA
3 Tropfen LAVANDIN
Nach dem Fußbad die Füße mit dieser Mischung einmassieren.

Konzentrationsmangel

„Zitronen Roll-On"

10 ml Roll-On Flasche
5 ml Weingeist
4 Tropfen ZITRONE
3 Tropfen ORANGE
5 ml Orangenblütenwasser

Öle in den Alkohol träufeln und mit dem Orangenblütenwasser auffüllen.

Für Schläfen, Nacken und Handgelenke zur geistigen Erfrischung und zur Konzentrationsstärkung.

„Geistige Frische"

Airspray
für 30 ml Braunglas-Sprühflasche
10 ml Weingeist
20 ml Orangenblütenwasser
10 Tropfen ZITRONE
8 Tropfen ORANGE

Öle in den Alkohol träufeln und mit dem Orangenblütenwasser (oder destilliertem Wasser) auffüllen.

Grippeschutz

„Grippewelle"

Airspray
für 30 ml Braunglas-Sprühflasche
10 ml Weingeist
20 ml Orangenblütenwasser
20 Tropfen ZITRONE
10 Tropfen LAVANDIN
5 Tropfen LEMONGRASS

Öle in den Alkohol träufeln und mit dem Orangenblütenwasser (oder destilliertem Wasser) auffüllen.
Raum kräftig lüften und anschließend mehrmals sprühen.

Prüfungsstress, Destabilität

„Mindpower"

Airspray
für 30 ml Braunglas-Sprühflasche
10 ml Weingeist
20 ml Orangenblütenwasser
12 Tropfen Zitrone
3 Tropfen Neroli 10%
1 Tropfen Zeder
Öle in den Alkohol träufeln und mit dem Orangenblütenwasser (oder destilliertem Wasser) auffüllen.
Mehrmals vors Gesichtsfeld sprühen, kurz warten und inhalieren.

Achselschweiß

„Frische Brise"

Bio-Deodorant
für 100 ml Braunglas-Sprühflasche
100 ml Orangenblütenwasser
15 Tropfen Zitrone
8 Tropfen Palmarosa

„Kinder-Erkältungsöl"

Cajeput

Melaleuca leucadendron var. cajeputii

Körperliche Wirkung:
antibakteriell, antiviral, antiseptisch, abschwellend, durchblutungsfördernd, entzündungshemmend, herz-kreislaufanregend, hustenreizmildernd, schleimlösend, schweißtreibend, schmerzmindernd, stoffwechselanregend, das Bindegewebe unterstützend

Psychische Wirkung:
belebend, geistig anregend, konzentrationsfördernd, nervenstärkend

Allgemeine Beschreibung:

Cajeput gehört wie Eukalyptus, Niauli und Teebaum zur großen Familie der Myrtengewächse. Sein Duft ist eukalyptusartig. Es ist in den asiatischen Ländern seit alters her bekannt als Allheilmittel. Die Holländer brachten Cajeput im 17. Jhd. aus den ostindischen Kolonien nach Europa.

Cajeput gilt – wie etliche andere ätherische Öle – als Vorreiter der Antibiotika. Es ist ein Antiseptikum (keimtötendes Mittel) und bewährtes ätherisches Öl bei Erkältungskrankheiten. Es stärkt das Immunsystem, lindert das dumpfe Gefühl im „Schnupfenkopf" und eignet sich hervorragend für Einreibungen, Wickel und Inhalationen.

Cajeput wirkt stark antiviral und steigert die Abwehr. Verantwortlich dafür ist der hohe Gehalt an Oxiden (vor allem 1,8-Cineol) und Monoterpenolen. Cajeput hat reinigende, entzündungshemmende Eigenschaften und ist sehr hautverträglich.

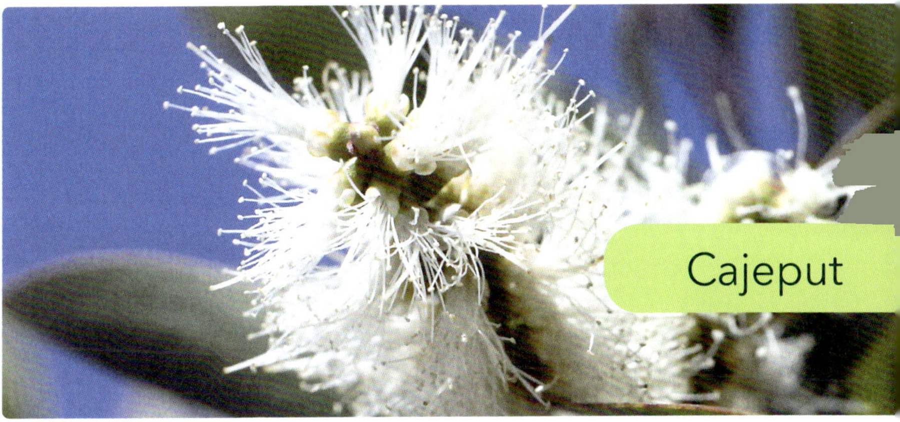

Cajeput

Es wirkt schweißtreibend, leicht wärmend und schleimlösend bei fieberhaften Infekten.

Es ist verträglicher als Eukalyptus- und Pfefferminz-Öl und deshalb in der Hausapotheke für Kinder und alte Menschen von großem Wert.

Die durchblutungsfördernden Inhaltsstoffe von Cajeput im Massageöl versorgen überbeanspruchte Muskelpartien mit mehr Sauerstoff und mindern zugleich die Schmerzen.

Es mischt sich gut mit Zitrusölen und ätherischen Nadelholzölen für konzentrationsfördernde, belebende „Lernöle“.

Vorsicht!
Ätherische Öle dürfen nie pur ins Ohr gegeben werden, auch nicht auf einem beträufelten Wattebausch.
Ätherische Öle können das Trommelfell schädigen.

Cajeput in der Hausapotheke

Schnelle Hilfe für den Körper:

Ohrenschmerzen	1 Tropfen CAJEPUT auf den Finger geben und in die Kopfhaut hinter dem Ohr einmassieren. Dies wirkt schmerzlindernd und entzündungshemmend. 2 Tropfen CAJEPUT in 10 ml Mandelöl hinter dem Ohr einmassieren. 1 Tropfen CAJEPUT auf einem Watteträger in die äußere Ohrfalte einbringen. Vorsicht, nicht direkt ins Ohr! Kann bei Mittelohrentzündung unterstützend wirken. Ein Arztbesuch ist unerlässlich.
Erkältung, Heiserkeit	1 - 2 Tropfen CAJEPUT auf Taschentuch, Duftstein, Miniduftstein oder Vlies träufeln, tief einatmen und Duft inhalieren. Dampfinhalation: 1 Liter abgekochtes Wasser 1 - 3 Tropfen CAJEPUT Mit einem großen Handtuch bedeckt über der Schüssel inhalieren.

Für Kinder:
1 Tropfen Cajeput

Zahnschmerzen

In die betroffene Zahn- und Mundhöhlenstelle mit dem Finger 1 - 2 Tropfen Cajeput einreiben.
Es wirkt nicht so stark narkotisierend wie Nelkenöl. Bitte den Zahnarztbesuch nicht hinauszögern.

Hämorrhoiden

1 Tropfen Cajeput
Zur Schmerzstillung direkt die betroffene Stelle massierend behandeln.

Schmerzende Krampfadern

10 ml Mandel- oder Sesamöl
6 Tropfen Cajeput
Die Mischung in die schmerzenden Stellen leicht einreiben.
Vorsichtshalber bitte Arzt aufsuchen.

Schnelle Hilfe für die Psyche:

Psychische Erschöpfung, Ängste

2 - 3 Tropfen Cajeput direkt auf Duftstein, Taschentuch oder Duftvlies (fürs Auto).

Cajeput in bewährten Rezepturen zum Selbermischen:

Abgespanntheit, Müdigkeit

„Muntermacher"
Mischung für die Duftlampe
5 Tropfen CAJEPUT
3 Tropfen ZITRONE

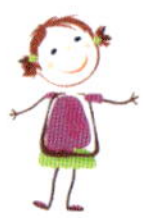

Für Kinder:
5 Tropfen CAJEPUT
3 Tropfen ZITRONE

Müdigkeit mittags

„Mittagsknick"
Mischung für die Duftlampe
3 Tropfen CAJEPUT
3 Tropfen ORANGE
2 Tropfen LEMONGRASS
1 Tropfen ZEDER

„Mittags-Massage"
Massageöl
20 ml Mandelöl
3 Tropfen CAJEPUT
3 Tropfen ZITRONE oder ORANGE
Öle in Mandelöl träufeln und auf Schläfen und Handpulse sanft auftragen.

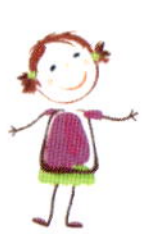

Mittagsmassage für Kinder:
30 ml Mandelöl
2 Tropfen CAJEPUT
1 Tropfen ZITRONE

Stimmungstief

„Heller Tag"
Mischung für die Duftlampe
2 Tropfen CAJEPUT
3 Tropfen ZITRONE
1 Tropfen ORANGE

Husten, Schnupfen

„Brust frei"
20 g Sheabutter
10 ml Jojobaöl
8 Tropfen CAJEPUT
3 Tropfen ZITRONE
2 - 3 Tropfen LAVENDEL FEIN
Zum Einreiben von Brust, Rücken und den äußeren Nasenflügeln.
(Zubereitung: siehe Seite 23, Balsam)

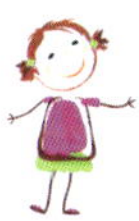

Für Kinder:
20 g Sheabutter
10 ml Jojobaöl
4 Tropfen CAJEPUT
1 Tropfen ZITRONE
1 Tropfen LAVENDEL FEIN

Halsentzündung, geschwollene Lymphknoten

„Virenschreck"
Massageöl
10 ml Jojobaöl
6 Tropfen CAJEPUT
4 Tropfen ZITRONE
2 Tropfen LAVENDEL FEIN
Bei einer Virenattacke auf Hals und Lymphknoten seitlich am Hals einmassieren.

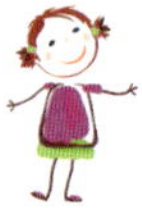

Für Kinder:
1 TL Mandelöl
1 TL *„Virenschreck"*

Halsschmerzen

„Hals-Ziehöl"
zum Ölziehen und Gurgeln
¼ TL Sanddornöl
1 - 2 Tropfen CAJEPUT
1 - 2 Tropfen ZITRONE
Ölmischung im Mund hin und herziehen, bis sich genügend Speichel gebildet hat. Gurgeln und ausspucken.

Muskelverspannungen

„Muskelentspannungsöl"
Ölmischung zum Einreiben
50 ml Johanniskrautöl
10 Tropfen Cajeput
4 Tropfen LAVANDIN
3 Tropfen PALMAROSA
3 Tropfen Zeder
Die entsprechenden Muskelpartien mit der Mischung einreiben.

„Muskelentspannungsbad"
Badesalz
50 ml Johanniskrautöl
50 g Meersalz
20 Tropfen CAJEPUT
8 Tropfen LAVANDIN
6 Tropfen PALMAROSA
6 Tropfen ZEDER

1 - 2 EL des Badesalzes für ein Vollbad verwenden.

Zahnschmerzen

„Zahnschmerzöl"
1 Tropfen CAJEPUT pur, oder in etwas Mandelöl verdünnt, um den schmerzenden Zahn herum auftragen.
Wirkt schmerzlindernd und antiseptisch.
Cajeput ist milder als Nelkenöl.
Ein Zahnarztbesuch ist dringend anzuraten.

Bindegewebsschwäche

„Bindegewebe aktiv"
50 ml Jojobaöl
50 ml Sesamöl
12 Tropfen CAJEPUT
5 Tropfen ORANGE
3 Tropfen ZEDER
Mit der Mischung die betroffenen Körperpartien sanft und ohne Druck regelmäßig einreiben.

Schmerzende Hämorrhoiden

„Hämorrhoidenöl"
10 ml Mandelöl
5 Tropfen CAJEPUT
3 Tropfen LAVENDEL FEIN
Mit der Mischung die betroffenen Stellen sanft behandeln; regelmäßige Einreibung wirkt zusätzlich schmerzlindernd.

Gesichtsneuralgie

„Gesichtsneuralgieöl"
Mischung für 50 ml Braunglas-Flasche
30 ml Jojobaöl
20 ml Johanniskraut- oder Sesamöl
6 Tropfen Cajeput
4 Tropfen Lavendel fein
1 Tropfen Palmarosa
Behutsam die betroffenen Stellen behandeln.
Vorsicht: Sonne meiden.

Rückenschmerzen, Hexenschuss, Ischiasschmerzen

„Rückenwohl"
Mischung für 100 ml Braunglas-Flasche
50 ml Johanniskrautöl
50 ml Jojoba- oder Mandelöl
10 Tropfen Cajeput
10 Tropfen Lavendel fein
2 Tropfen Zeder
Sachte die betroffenen Stellen einreiben.
Schmerzen ärztlich abklären.

Muskel- und Gelenkschmerzen

„Gelenkwohl"
Mischung für 50 ml Braunglas-Flasche
30 ml Johanniskrautöl
20 ml Aprikosenkernöl
(alternativ: 50 ml Mandelöl)
25 Tropfen Cajeput
8 Tropfen Lavendel extra
Die Ölmischung auf die schmerzenden Gelenke oder Muskelpartien sachte auftragen.

Ergänzende ätherische Öle für die Hausapotheke

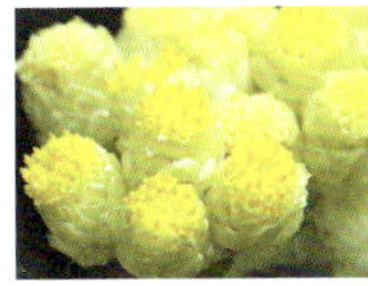
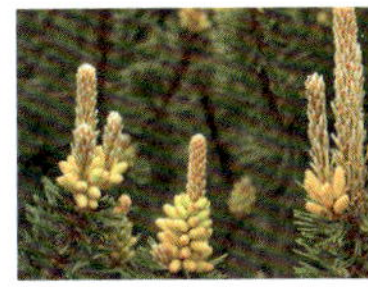
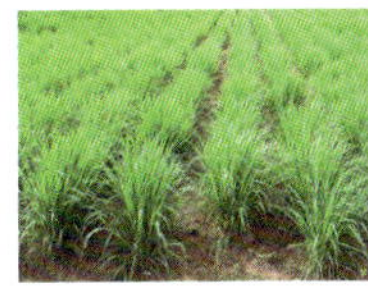
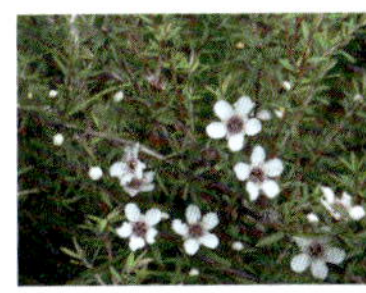
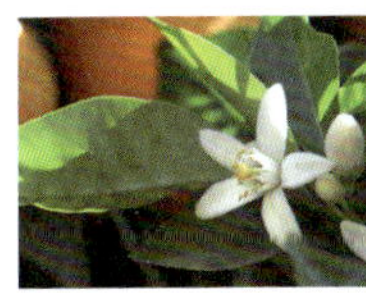
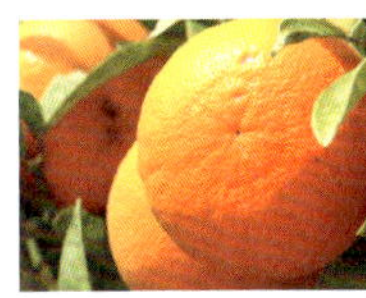
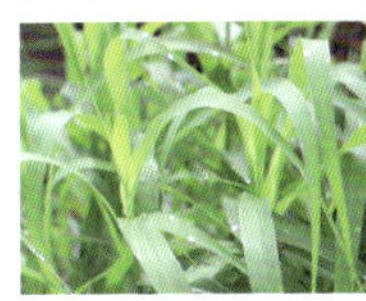
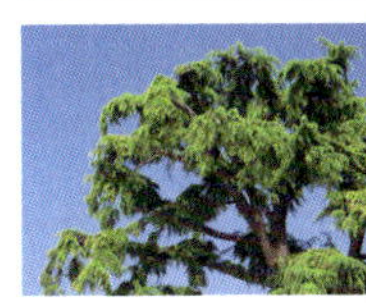

„Blaue Flecken und Sportverletzungen"

Immortelle

Helichrysum italicum

Körperliche Wirkung:
antibakteriell, antiseptisch, abschwellend, desinfizierend, stärkt die Gefäßwände, Lymphdrüsen und Wasseransammlungen entstauend, entzündungshemmend

Psychische Wirkung:
ausgleichend, entspannend, bei seelischen Verletzungen, Stress und psychischen Belastungen

Allgemeine Beschreibung:

Die Immortelle, eine gelbe Strohblume, wächst buschartig in mediterranen Ländern auf vorwiegend kalkhaltigen Böden. Italienisches Sonnengold oder Currykraut heißt sie auch, abgeleitet von ihrem eigenwillig würzigen, honigartigen und krautigen Duft.
Der französische Aromatherapeut Dr. Daniel Penoël nennt das Immortellen-Öl „Superarnika" in der Aromatherapie. In vielen Mittelmeerregionen gilt es als Heil- und Wundöl.
Immortellen-Öl ist schon in geringster Dosierung hochwirksam. Es kann bei allen Arten von Verletzungen wahre Wunder vollbringen. Im Anfangsstadium wird es pur und danach verdünnt angewendet. Der Lymphfluss wird angeregt und Hämatome lösen sich rasch auf. Kein anderes ätherisches Öl hat so eine starke hämatomauflösende Wirkung wie Immortelle.
Für die haut- und wundheilenden, auch schmerzmildernden Eigenschaften ist vor allem der seltene Inhaltsstoff Italidion verantwortlich.

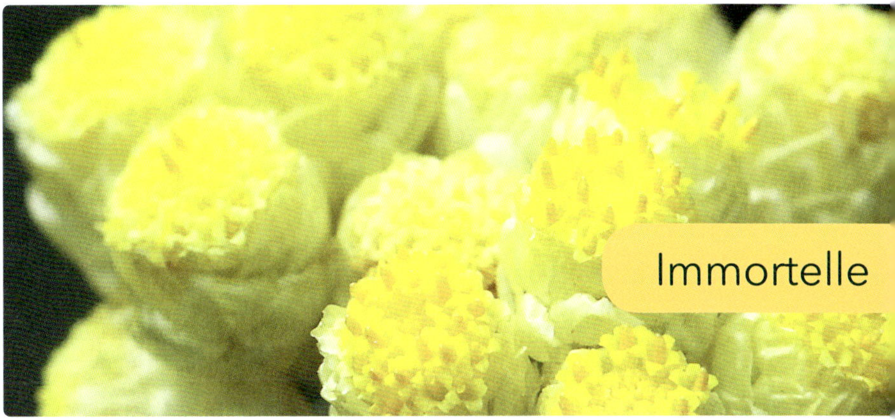

Immortelle

Immortelle ist das perfekte Öl bei Prellungen, Schwielen und leichten Schürfwunden. Die betroffenen Stellen schwellen nicht so stark an, weniger Schmerzen sind die Folge.
Zudem wirkt es beruhigend, verinnerlichend und hilft psychische Verletzungen und Traumata besser zu verarbeiten.
Immortelle sollte in keiner Sporttasche und im Haushalt mit Kindern fehlen!

Vorsicht!
Bei Kindern bitte die Tropfenzahl wie immer halbieren.
Das Öl kann mit seiner tiefen Indigo-Farbe auf Kleidung abfärben.

Immortelle in der Hausapotheke

Schnelle Hilfe für den Körper:

Akute Prellung, Bluterguss, Sportverletzung	1 Tropfen IMMORTELLE direkt auf die geprellte Stelle oder auf das Hämatom auftragen.
Blaue Flecken	Mischung zum Einreiben 10 ml Jojoba- oder Johanniskrautöl 8 Tropfen IMMORTELLE Großflächig auf die betroffenen Stellen auftragen.
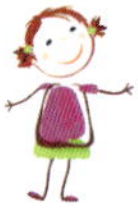	Für Kinder: 10 ml Jajobaöl 4 Tropfen IMMORTELLE
Husten	10 ml Mandelöl 3 - 4 Tropfen IMMORTELLE Brust und Bereich der oberen Atemwege leicht einreiben.

Schnelle Hilfe für die Psyche:

Nervliche Erschöpfung	1 Tropfen IMMORTELLE auf ein Papiertaschentuch träufeln (Vorsicht: färbt), daran riechen und bewusst inhalieren. Beruhigt, bringt neue Energie und innere Kraft.
Disbalance	2 - 3 Tropfen IMMORTELLE in die Duftlampe träufeln. Sich in die unmittelbare Nähe der Duftlampe setzen und bewusst atmen. Hilft tief zu entspannen und gibt Kraft, nach innen zu schauen.

Immortelle in bewährten Rezepturen zum Selbermischen:

Prellung, Bluterguss, Sportverletzung, Schürfwunden	*„Blauer Fleck adé"* Mischung für 5 ml Braunglas-Fläschchen 20 Tropfen IMMORTELLE 30 Tropfen LAVENDEL FEIN 30 Tropfen LAVENDEL EXTRA Als pure Anwendung auf die entsprechenden Stellen direkt auftragen. Die Grundmischung kann ein Jahr aufbewahrt werden. Haltbarkeit notieren!

Prellung und Bluterguss Nachbehandlung

„Nachsorgeöl Hämatom"

30 ml Johanniskrautöl oder Jojobaöl
18 - 22 Tropfen Mischung *„Blauer Fleck adé"*
Ölmischung zum Auftragen.

Leichte Schürfwunden

„Schnelle Hilfe"

50 ml Johanniskrautöl oder Calendulaöl
8 Tropfen Immortelle
4 Tropfen Lavendel fein
4 Tropfen Palmarosa
Auf Schürfwunde auftragen

Narben

„Narbenöl"

10 ml Aloe Vera oder Jojobaöl
2 Tropfen Immortelle
2 Tropfen Lavendel fein
2 Tropfen Palmarosa
Die Narbe mit der Mischung benetzen.
Für frische und alte Narben geeignet.

Umbruchsituation

„Hilfreiche Helfer"

Mischung für die Duftlampe
3 Tropfen Immortelle
2 Tropfen Palmarosa
1 Tropfen Neroli 10%
1 - 2 Tropfen Zeder
Diese Mischung hilft, sich zu erden und ins Gleichgewicht zu kommen.

Massageölmischung
20 ml Mandelöl
1 x Mischung *„Hilfreiche Helfer"*
Die Innenhandfläche, Solarplexus, Fußsohlenmitte oder Handpulse einreiben.
Stabilisiert und stärkt.

Bindegewebsschwäche, Krampfadern

„Venenglück"
30 ml Sesamöl
5 Tropfen Immortelle
7 Tropfen Zitrone
2 Tropfen Lavandin
Regt die Lymphe an besser abzufließen und stärkt die Venen.

Fehlende Balance

„Seelentor"
Mischung für die Duftlampe
3 Tropfen Immortelle
1 Tropfen Zeder
2 Tropfen Lavendel fein
Eine halbe Stunde vor dem Zubettgehen die Duftlampe aktivieren und vor dem Schlafengehen ausmachen.
Regt die Traumtätigkeit an und hilft, tief Verborgenes ins Bewusstsein zu bringen.

Anwendung mit Duftstein oder Duftvlies
2 Tropfen Immortelle
1 Tropfen Zeder
1 Tropfen Lavendel fein
Einfach neben das Bett stellen.

Gestaute Leber, Völlegefühl

„Leberwickel"

1 TL Meersalz
5 Tropfen IMMORTELLE
8 Tropfen LAVENDEL FEIN

(Anlegen des Wickels, siehe rechte Seite)

Für die schnelle Leberentstauung:
1 Kompresse
2 Tropfen IMMORTELLE
3 Tropfen LAVENDEL FEIN

Die Ölc auf die aufgeklappte Kompresse träufeln, diese auf die Lebergegend legen, mit einem Handtuch und einer Wärmflasche 20 Minuten warmhalten.

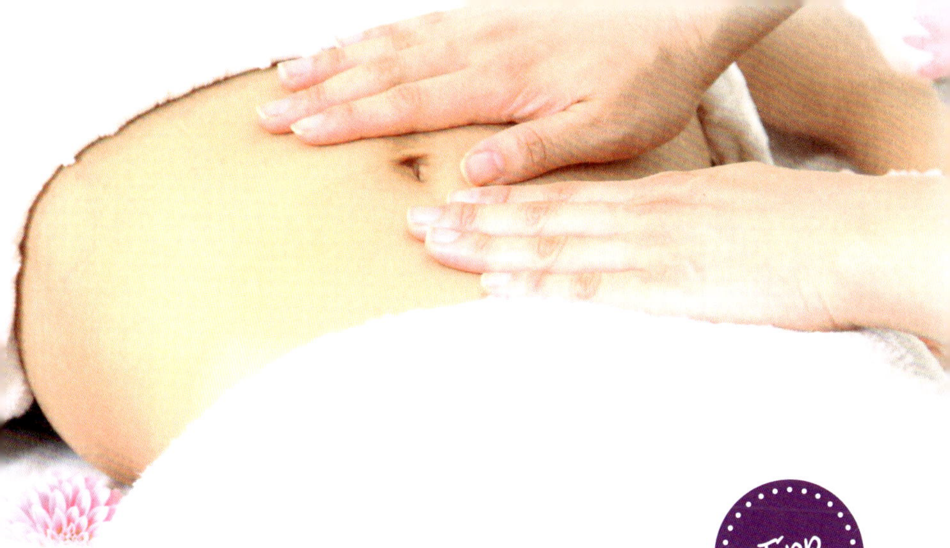

Tipp

Leberwickel mit
Immortelle und Lavendel fein

1 Liter ca. 40° C warmes Wasser
1 dünnes Baumwolltuch
1 Duschhandtuch
1 Wärmflasche

Die Salz-Ölmischung *„Leberwickel"* im warmen Wasser auflösen. Das Baumwolltuch darin eintauchen, stark auswringen, falten und auf die Leberregion legen.
Das Duschhandtuch darüber legen, um den Bauch wickeln und befestigen; mit einer Wärmflasche die Leberpartie warm halten.
Mindesten eine halbe Stunde flach liegen und ruhen.
Kann begleitend bei Fastenkuren angewendet werden.
Bei akuten und chronischen Leberbeschwerden bitte einen Arzt aufsuchen!

„Atemweg- und Gelenkschmerzöl"

Latschenkiefer

Pinus mugo

Körperliche Wirkung:
antibakteriell, antiallergisch, schleimlösend, durchblutungsfördernd, entkrampfend, entzündungshemmend, harntreibend, hautstoffwechselanregend, schmerzstillend

Psychische Wirkung:
belebend, stärkend, ausdauerfördernd, mutspendend, bei psychischen Belastungen entspannend, bei seelischer Müdigkeit aufbauend

Allgemeine Beschreibung:
Nichts ist so wohltuend für gestresste Atemwege wie der balsamische Duft von Nadelbäumen. In der Familie der Pinien gibt es weit über hundert Arten. Die meisten sind Koniferen, zu denen auch die große Waldkiefer und die Latschenkiefer gehören, auch Bergkiefer oder Bergföhre genannt. Ihre ätherischen Öle sind besonders wertvoll in den kritischen Übergangszeiten im Herbst, Winter und dem frühen Frühling. Sie schützen und erwärmen unsere Atemwege. Latschenkiefer-Öl, ein klassischer Bestandteil von Franzbranntwein, wirkt äußerst schleimlösend bei allen Erkältungssymptomen. Es ist besonders luftreinigend wie sein Verwandter, das Zirbelkiefer-Öl, das in noch höheren Bergregionen wächst.
Aufgrund des hohen α- + β-Pinen-Gehaltes aus der Gruppe der Monoterpene hat es eine stark reinigende, raumklärende und atmungsaktivierende Wirkung. Durch das δ-3-Careen besitzt das Öl cortisonähnliche Eigenschaften. Es wirkt entzündungshemmend,

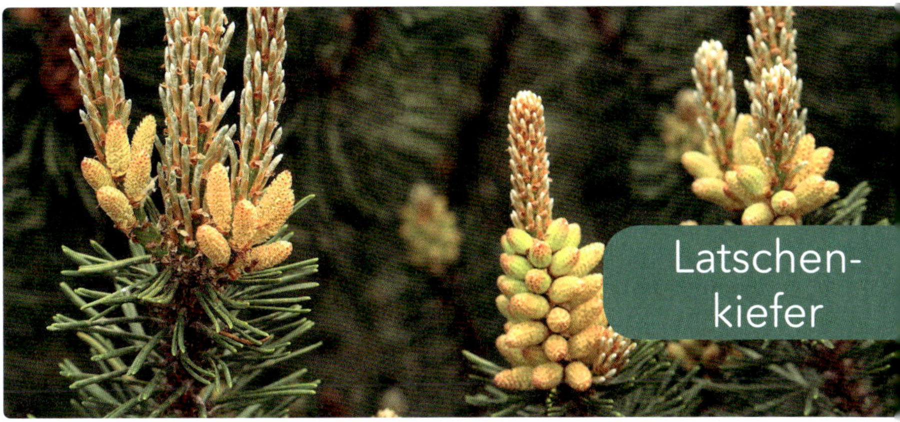

schmerzstillend und wird gerne bei Rheuma, Glieder- und Gelenkschmerzen eingesetzt.
Gewonnen durch Wasserdampfdestillation der Zweige und Nadeln, entsteht ein wunderbares, frisch duftendes ätherisches Öl, das jeden Raum mit feinem Waldaroma belebt. Sanft anregend, stärkend und energetisierend unterstützt es bei Husten, Bronchitis und grippalen Infekten. Es eignet sich gut zur Raumluftreinigung und zur Beseitigung schlechter Gerüche. Besonders effektiv wirkt es durch Inhalation und als Raumspray.
Latschenkiefer mischt sich gut mit anderen Koniferen-Ölen, auch mit Cajeput, Manuka, Teebaum und weiteren Myrtengewächsen, Palmarosa und Zitrusölen.

Vorsicht!
Bei körperlicher Anwendung wie z.B. Inhalation, Vollbad oder heißem Wickel ist es ratsam, vorher einen Ellenbeugentest zu machen (siehe Seite 9).
Latschenkiefer-Öl sollte in keinem Fall zur inneren Einnahme für Schwangere, Kleinkinder und Säuglinge verwendet werden. Auch zur äußeren Behandlung für Säuglinge ist es ungeeignet.

Latschenkiefer in der Hausapotheke

Schnelle Hilfe für den Körper:

Stärkung der Atemwege	1 - 2 Tropfen LATSCHENKIEFER auf Taschentuch, Duftstein oder Duftvlies träufeln und aktiv daran schnuppern. Kann bequem für unterwegs mitgenommen werden.
Reinigung der Raumluft für unterwegs	1 - 3 Tropfen LATSCHENKIEFER auf ein Taschentuch geben und damit bei abgestandener Luft (Zugabteil, Hotelzimmer...) vor der Nase wedeln.
Energiemangel	5 - 7 Tropfen LATSCHENKIEFER für die Duftlampe. Erinnert an einen Waldspazierung und schenkt neue Lebensenergie. Bei Frühjahrsmüdigkeit, Erkältung und Konzentrationsmangel.
Rücken-beschwerden	30 ml Mandelöl 12 Tropfen LATSCHENKIEFER In die Rückenpartie einmassieren.

Schnelle Hilfe für die Psyche:

Ermüdung am Arbeitsplatz

1 - 2 Tropfen Latschenkiefer
auf ein Taschentuch träufeln und aktiv daran schnuppern.

Latschenkiefer in bewährten Rezepturen zum Selbermischen:

Erkältung

„Erkältungszeit"
Grundmischung
für 5 ml Braunglas-Fläschchen
20 Tropfen Latschenkiefer
25 Tropfen Cajeput
15 Tropfen Teebaum oder Manuka
20 Tropfen Lavandin
15 Tropfen Zitrone

Für die Duftlampe
Zur Raumluftdesinfektion
8 Tropfen *„Erkältungszeit"*
Vorher kräftig lüften.

Raumspray
30 ml Orangenblütenwasser
20 Tropfen *„Erkältungszeit"*
Zutaten mischen und kräftig schütteln!

Erkältung, schleimlösend

„Erkältungsbalsam"

25 g Sheabutter
5 ml Mandelöl
20 Tropfen „Erkältungszeit"

Sheabutter im Wasserbad bei 40° C erwärmen, Mandelöl und „Erkältungszeit" dazu träufeln. Erkalten lassen.
Die Mischung ist gebrauchsfertig und kann ca. ½ Jahr lang verwendet werden.

Die Fußsohlen im Ballenbereich, zwischen den Zehen und die Zehen selber einreiben. Brustkorb und oberen Rücken einreiben und warm halten.
Hilft abzuhusten und vorhandenen Schleim zu lösen.

Grippaler Infekt

„Frei atmen"

Mischung zur Inhalation
1 Tropfen LATSCHENKIEFER
1-2 Tropfen CAJEPUT
Mischung in eine Schüssel heißes Wasser geben und inhalieren.

Erkältung, Immunstimulanz

„Mundspray Erkältung"

30 ml Rosen- oder Orangenblütenwasser
1 ml Propolis-Tinktur
5 Tropfen LATSCHENKIEFER
5 Tropfen CAJEPUT
3 Tropfen LAVENDEL FEIN
2 Tropfen MANUKA

Zuerst die Propolis-Tinktur in die Flasche geben, danach die ätherischen Öle hinein träufeln und anschließend mit dem Blütenwasser auffüllen. Das *„Mundspray Erkältung"* eignet sich sehr gut für unterwegs. Vor der Anwendung schütteln und ein- bis zweimal in den Mund sprühen, langsam mit dem Speichel vermischen, danach ausspucken.

Wichtig:
Das Mundspray sollte nach 4 Monaten verbraucht sein. Später eignet es sich noch als Raumspray.

Schnupfen, rote Nase

„Nasenpflegeöl"

5 ml Mandelöl
3 Tropfen Cajeput
1 Tropfen Latschenkiefer
3 Tropfen Palmarosa

Nasenflügel außen und innen leicht einölen; auch für Stirn- und Schläfenbereich geeignet.

Gelenkschmerzen, rheumatische Beschwerden

„Gelenkschmerzöl"

30 ml Johanniskrautöl
12 Tropfen Latschenkiefer
5 Tropfen Cajeput
3 Tropfen Lavandin
2 Tropfen Zeder

Die betroffene Stellen flächig einreiben und danach warm halten.

Wichtig: Wegen möglicher phototoxischer Reaktion nach der Behandlung Sonne und Sonnenbank meiden.

Verschleimte Atemwege

„Ein Waldspaziergang"
Airspray
Mischung für 50 ml Braunglas-Sprühflasche
40 ml Orangenblütenwasser
10 ml Weingeist
20 Tropfen Latschenkiefer
5 Tropfen Palmarosa
8 Tropfen Zeder

„Franzbranntwein Latsche"

Mischung für 100 ml Braunglas-Flasche
50 ml Weingeist
45 ml Hamamelis- oder Orangenblütenwasser
30 Tropfen Latschenkiefer
20 Tropfen Pfefferminze
20 Tropfen Cajeput
15 Tropfen Lavandin
10 Tropfen Zitrone

Diese Mischung ist allgemein durchblutungsfördernd und wird äußerlich angewendet, sollte jedoch nicht als Daueranwendung eingesetzt werden, da sie die Haut austrocknet.
Sie wirkt anfangs kühlend und später wohltuend erwärmend auf die Muskulatur.
„Franzbranntwein Latsche" eignet sich auch gut zum Abklopfen des Rückens und unterstützt die Atmung.
Massageöle wirken der Austrocknung entgegen.

Achtung: Mischung nicht für Asthmatiker oder Allergiker ohne ärztliche Absicherung anwenden.
Nicht für Kinder, auch nicht in Verdünnung.
Die Mischung sollte innerhalb von einem Jahr verbraucht werden.

Zu empfehlen bei:
Muskelkater, Muskel- und Gelenkschmerzen, Juckreiz, Prellungen, schweren Füßen, Verstauchungen, Wadenkrämpfen.

„Desinfiziert und weckt die Lebensgeister"

Lemongrass

Cymbopogon flexuosus

Körperliche Wirkung:
antibakteriell, antiviral, antiseptisch, stark desinfizierend, desodorierend, fiebersenkend, fungizid, immunstärkend, lymphentstauend, das Bindegewebe straffend, Insekten vertreibend

Psychische Wirkung:
bei Antriebsschwäche, Stress, seelischen Verletzungen, sehr anregend und konzentrationsfördernd, wirkt regulierend auf das vegetative Nervensystem

Allgemeine Beschreibung:

Lemongrass gehört zur Familie der tropischen Süßgräser wie Citronellagras, Palmarosagras und Vetiver. In Indien ist es als lang erprobtes und bewährtes Heilmittel anerkannt.
Das Gras wächst in den Höhen des Himalayas, Bhutans und Nepals bis auf 2000 m. Man verwendet es dort bei fieberhaften Infektions- und Verdauungserkrankungen, sogar bei Cholera und als wehenförderndes Mittel.
Sein Hauptinhaltsstoff Monoterpenaldehyd enthält über 70% Citral. Dies erklärt die außergewöhnlich antiseptische Wirkung.
Wissenschaftlich konnten die stark desinfizierenden Eigenschaften wiederholt nachgewiesen werden. Die antiviralen Inhaltsstoffe von Lemongrass sind hilfreich bei Grippe und anderen Infektionen.
Psychisch hilft Lemongrass bei Erschöpfung, kann Lethargie lösen und die Lebensenergie aktivieren.

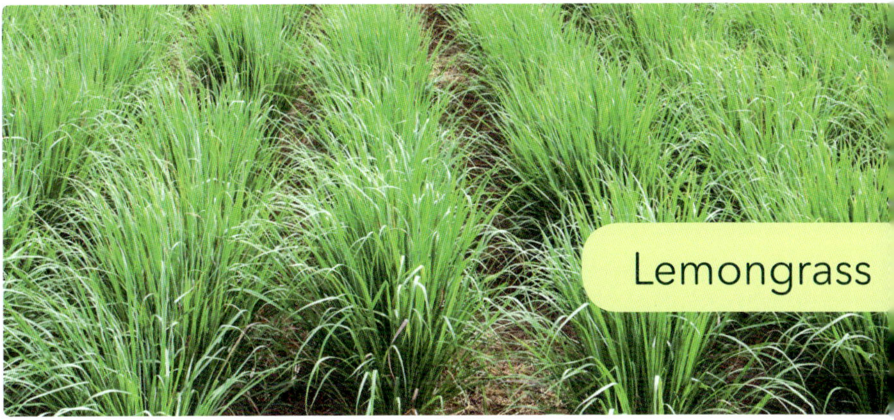

Lemongrass

Seine anregende und erfrischende Wirkung entsteht durch stoffwechselfördernde Inhaltsstoffe.
Das Monoterpen Limonen weckt zusätzlich die Lebensgeister.
In geringer Dosierung (unter 1%) wirkt Lemongrass dagegen in Massageölen oder in der Duftlampe eher beruhigend und entspannend.
1 - 2 Tropfen ins Waschwasser zum Reinigen von Gebrauchsgegenständen bringen Duft und Hygiene in Bad und Toilette. In der Duftlampe und im Aromastream unterstützt es die Desinfizierung der Raumluft.
Insekten mögen kein Lemongrass, daher wird es gern in natürlichen Anti-Mücken-Sprays verwendet.
Lemongrass ist für sein besonderes Aroma in asiatischen Gerichten bekannt und beliebt.

Vorsicht!
Bei hoher Dosierung (über 1%) kann es zu Hautreizungen und wehenanregender Wirkung kommen.
Nicht bei sensibler Haut einsetzen. (Ellenbeugentest siehe S. 9)
Bei Kleinkindern bitte Vorsicht. Maximale Dosierung bei 0,3%.

Lemongrass in der Hausapotheke

Schnelle Hilfe für den Körper:

Trinkwasser-verbesserung	2 - 5 Tropfen Lemongrass in etwas frischem Zitronensaft emulgieren. Reicht für 1 Liter Trinkwasser.
Mückenabwehr	1 - 2 Tropfen Lemongrass auf Taschentuch, Duftvlies oder Miniduftstein.

Schnelle Hilfe für die Psyche:

Müdigkeit auf Reisen	1 - 2 Tropfen Lemongrass auf ein Taschentuch, Duftvlies oder einen Miniduftstein. Hilft wach zu werden und wirkt belebend.
	10 ml Mandelöl 3 - 4 Tropfen Lemongrass auf Handpulse, Schläfen und im Nacken bei Verspannung einmassieren.
Stimmungstief	2 - 3 Tropfen Lemongrass auf ein Taschentuch, Duftvlies oder einen Miniduftstein geben. Hilft aufzumuntern und wirkt stimmungserhellend.

Lemongrass in bewährten Rezepturen zum Selbermischen:

Lernschwäche

„Lernschwung“
Grundmischung
3 Tropfen Lemongrass
2 Tropfen Latschenkiefer
2 Tropfen Zitrone
2 Tropfen Zeder
Für Duftlampe und Aromastream.

50 ml Mandelöl
1 x *„Lernschwung“*
Mischung zum Massieren
von Fußsohlen, Solarplexus, Nacken, Schläfen.

„Denkhilfe“
1 Tropfen Lemongrass
1 Tropfen Latschenkiefer
2 Tropfen Orange
Für Duftlampe oder Duftstein.

Für die Schule:
Duftvlies oder Miniduftstein in der Dose.

Prüfungen

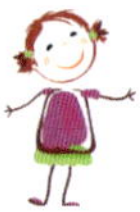

„Prüfungsmischung":
Für die Duftlampe zuhause
1 Tropfen Lemongrass
1 Tropfen Neroli 10%
1 Tropfen Orange
Für die Schule
Duftvlies oder Miniduftstein in der Dose.

Antriebslosigkeit

„Lebenslust"
Für Duftlampe oder Aromastream
2 Tropfen Lemongrass
2 Tropfen Orange
1 Tropfen Latschenkiefer
1 Tropfen Zeder
1 Tropfen Lavendel fein
Für Duftstein oder Duftvlies am Arbeitsplatz 3 Tropfen nach Wahl.

Cellulite,
Krampfadern

„Straffungsöl"
100 ml Mandelöl
8 Tropfen Lemongrass
8 Tropfen Lavandin
5 Tropfen Zitrone
Zur Straffung des Gewebes.
Auch zur Verwendung nach dem Sport.
Bei Cellulite die doppelte Menge an ätherischen Ölen verwenden.

Reinigung
Krankenzimmer

„Putzwasser Lemongrass"
2 EL Neutralseife
10 Tropfen Lemongrass

8 Tropfen Lavandin oder Zitrone
Ölmischung in der Seife emulgieren, anschließend mit warmem Wasser auffüllen. Zur Reinigung von Böden, Flächen, Handläufen u.s.w.
Desinfizierende Wirkung.

Grippaler Infekt

„Grippe Mischung"
Grundmischung
30 Tropfen Lemongrass
20 Tropfen Cajeput
10 Tropfen Latschenkiefer
10 Tropfen Lavendel fein
5 Tropfen Zitrone
Innerhalb von einem Jahr verbrauchen.

Massageöl bei grippalem Infekt
30 ml Mandelöl
10 - 12 Tropfen „Grippe Mischung"

Vollbad:
2 EL Sahne oder Akazienhonig
8 - 12 Tropfen „Grippe Mischung"
Die Mischung in das eingelassene Badewasser geben und 15 Minuten gut temperiert baden.
Nur im Anfangsstadium eines Infektes verwenden.

Luftreinigung
Krankenzimmer

„Gute Luft"

Mischung für 50 ml Braunglas-Sprühflasche
30 ml Weingeist
25 Tropfen Lemongrass
10 Tropfen Teebaum
5 Tropfen Cajeput
5 Tropfen Lavandin
Ätherische Öle im Alkohol emulgieren und mit 20 ml destilliertem Wasser auffüllen. Vor Gebrauch kräftig schütteln und mehrmals in den Raum sprühen. Innerhalb eines halben Jahres verbrauchen. Wirkt gegen Bakterien und Keime.

Parasiten
z.B. Zecken und Flöhe

„Zeck weg"

50 ml Braunglas-Sprühflasche
20 ml Weingeist
20 Tropfen Lemongrass
15 Tropfen Manuka
15 Tropfen Lavandin
Die Mischung im Alkohol emulgieren und mit 30 ml destilliertem Wasser auffüllen.
Die Mischung wird milchig.
Sollten Sie diese Mischung für Tiere verwenden wollen, können Sie die Tropfenzahl der ätherischen Öle halbieren.
Nicht für Katzen!

Parasiten, Milben, Bakterien

„Hausputz"

Mischung für eine 500 ml Blumenspritze
100 ml Alkohol

20 Tropfen Lemongrass
15 Tropfen Zeder
20 Tropfen Zitrone
30 Tropfen Teebaum
40 Tropfen Lavandin
Ätherische Öle im Alkohol emulgieren und mit 300 ml destilliertem Wasser auffüllen, schütteln.
Auf Gegenstände und Flächen sprühen und abwischen oder zur Raumdesinfektion in die Luft sprühen.

„Antibiotikum aus der Natur“

Manuka

Leptospermum scoparium

Körperliche Wirkung:
antibakteriell, antimykotisch („Pilzkiller“ mit breitem Spektrum), antiallergisch, antiviral, entzündungshemmend, epithelisierend, juckreizstillend, hormonmodulierend, sehr hautverträglich

Psychische Wirkung:
bei psychischen Belastungen ausgleichend, stressreduzierend, nervenstärkend, stabilisierend, schützende Wirkung

Allgemeine Beschreibung:

Manuka ist ein wunderbares Öl aus Neuseeland. Die strauch- oder baumförmige Pflanze gilt in ihrer Heimat als Allheilmittel.
Im 18. Jahrhundert beobachtete der Botaniker Joseph Banks, ein Mitglied der Expedition des berühmten Seefahrers James Cook, wie die Maori unterschiedliche Bestandteile der Manukapflanze zu Heilzwecken verwendeten.
Laut Aufzeichnungen kurierten sie damit Magen-Darmbeschwerden, Erkrankungen der Blase, Erkältungen, Hautkrankheiten und sogar Wunden. Dazu bereiteten die Maori einen Tee, woraufhin die englische umgangssprachliche Bezeichnung „Tea Tree“ (Teebaum) entstand.
Die Bezeichnung „Tea Tree“ hat sich in der Aromatherapie jedoch nur für das echte Teebaum-Öl durchgesetzt, aber nicht für das hier beschriebene Manuka-Öl.

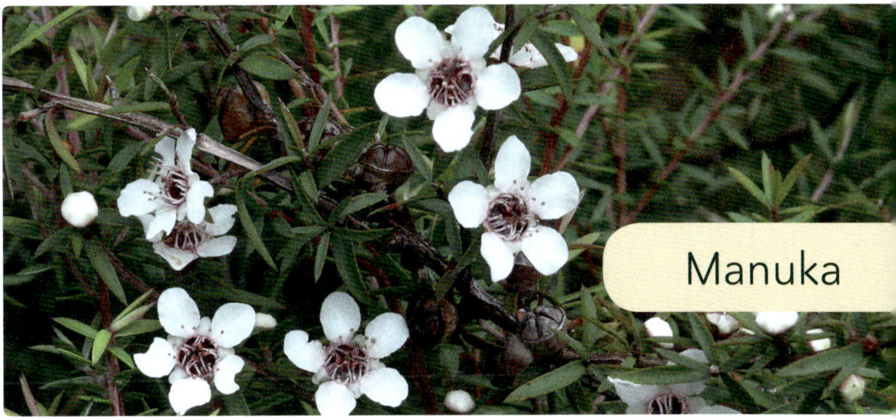

Manuka

Der Inhaltsstoff Triketon (Leptospermon), der bisher nur in diesem Öl gefunden wurde, hat die besondere Fähigkeit, Haut zu regenerieren, Wunden zu heilen und Schmerzen zu stillen.

Schon in geringer Dosierung wirkt das Öl beruhigend und zellerneuernd. Zudem hat es in hohem Maße entzündungshemmende und antiallergische Eigenschaften und nimmt bei Insektenstichen den Juckreiz. Es ist auch sehr wirksam bei Schuppenflechte (Psoriasis).

Manuka-Öl weist einen sehr hohen Gehalt an Sesquiterpenen auf, was in Stresssituationen willkommene Hilfe sein kann.

Es gilt als „Schutzschild" für Haut und Nerven und unterstützt „dünnhäutige" Menschen.

Bei Hektik, Stress und Reizüberflutung wirkt es stark ausgleichend und beruhigt die Psyche.

Vorsicht!
Sofern nicht anders erwähnt, wie üblich für Kinder die halbe Dosierung verwenden.
Ansonsten ein allgemein unbedenkliches Öl für alle Altersgruppen.

Manuka in der Hausapotheke

Schnelle Hilfe für den Körper:

Schnupfen, Heuschnupfen	1 - 2 Tropfen MANUKA auf Taschentuch, Duftstein oder Duftvlies träufeln und intensiv daran schnuppern. Es lässt in der Erkältungszeit die Schleimhäute besser abschwellen und ist bei allergischem Schnupfen, bzw. Heuschnupfen sehr hilfreich. MANUKA hilft vor allem „empfindsamen Nasen", die LATSCHENKIEFER oder PFEFFERMINZE nicht vertragen.
Fuß- und Nagelpilz	Tropfenweise auf die betroffenen Stellen mit einem Wattestäbchen auftragen. MANUKA trocknet nicht so aus wie TEEBAUM und kann deshalb direkt auf die Haut aufgetragen werden.
Akne	Mit einem Q-Tip die betroffenen Stellen mit je 1 Tropfen MANUKA betupfen. Im Gegensatz zur Behandlung mit TEEBAUM wird die Haut nicht irritiert.

Schnelle Hilfe für die Psyche:

Nervenstärkung

1 - 2 Tropfen Manuka
auf Taschentuch, Duftstein oder Duftvlies träufeln; auch auf Miniduftstein im Döschen für unterwegs zum Schnuppern. Immer wieder aktiv einatmen und die Atmung tiefer werden lassen.
Tut gut, wenn man von der Hektik des Alltags überrollt wird.

Manuka in bewährten Rezepturen zum Selbermischen:

Abwehrschwäche

„Manukahonig"
50 g Akazienhonig
4 Tropfen Manuka
3 Tropfen Zitrone
Zur Abwehrsteigerung 1 TL in Tee auflösen und diesen schluckweise trinken.
Der Honig ist ein Jahr haltbar.

Psychische Erschöpfung

„Tut gut"
Mischung für die Duftlampe
2 Tropfen Manuka
2 Tropfen Neroli 10%
2 Tropfen Palmarosa

„Erste Hilfe für unterwegs"

Mischung für 10 ml Braunglas-Sprühflasche
10 ml Orangenblütenwasser
1x Mischung „Tut gut"
Vor das Gesichtsfeld einmal sprühen.
Macht innerlich stark.

„Stärke zeigen"

Massageöl
30 ml Mandelöl
3 Tropfen Manuka
2 Tropfen Neroli 10%
2 Tropfen Palmarosa
1 Tropfen Zeder
Gut geeignet für Rücken- und Fußmassagen und als Einreibung auf dem Solarplexus.

Vollbad:
2 EL Sahne oder Akazienhonig
1x Tropfen-Mischung „Stärke zeigen"
Zur allgemeinen Regeneration.

Arthrose, Rheuma, Gicht

„Schmerzöl Arthrose"

50 ml Johanniskrautöl
10 Tropfen Cajeput
10 Tropfen Manuka
5 Tropfen Lavandin
5 Tropfen Palmarosa
3 Tropfen Zeder
Die entsprechenden Schmerzbereiche einreiben. Ernste Beschwerden immer mit Ihrem Arzt abklären.

Schuppenflechte

„Pflegebalsam"

für 3 x 10 g Cremedöschen
20 g Sheabutter
10 ml Mandelöl
5 Tropfen Sanddornöl
5 Tropfen Manuka
4 Tropfen Lavendel extra
4 Tropfen Palmarosa
2 Tropfen Zeder

Sheabutter bis 40° C im Wasserbad erwärmen und leicht abkühlen lassen. Zutaten unterrühren und die Mischung abfüllen.
Mit einem Spatel entnehmen.
Einreibung häufig wiederholen; zur Langzeitbehandlung geeignet.
Ideal für unterwegs im Reise-Set.
Das angebrochene Cremedöschen innerhalb von 4 Monaten verbrauchen.

Juckende Haut, Hautallergie

„Sensible Haut"

Mischung für 100 ml Braunglas-Flasche
100 ml Aprikosenkernöl oder Mandelöl
10 Tropfen Manuka
8 Tropfen Lavendel fein
5 Tropfen Palmarosa

Nach dem Duschen die Ölmischung in die feuchte Haut einmassiern.

„Rescue der Psycho-Aromatherapie"

Neroli

Citrus aurantium ssp. aurantium

Körperliche Wirkung:
antibakteriell, antiviral, antiseptisch, gleicht den Blutdruck aus, desodorierend, fiebersenkend, immunstärkend, juckreizstillend, krampflösend, lymphentstauend, schlafördernd, den Spannungskopfschmerz lindernd, gegen Schwangerschaftsübelkeit, zur Geburtsvorbereitung

Psychische Wirkung:
Antriebsschwäche, bei seelischen Verletzungen, bei psychischen Belastungen sehr unterstützend, schützt vor innerem Druck, Stress, in Prüfungssituationen und bei Schock

Allgemeine Beschreibung:
Das ätherische Neroli-Öl wird aus den Blüten der Bitterorange gewonnen und hat eine blumige Note. Es kommt vor allem in der Psycho-Aromatherapie zum Einsatz. Als Seelentröster ist Neroli das ideale Notfallöl und auch als Aphrodisiakum bekannt.
Es ist klassischer Bestandteil des originalen „Kölnisch Wasser" und findet seinen Einsatz in vielen Pflegeprodukten. Aufgrund seiner sehr beruhigenden Wirkung hilft es, extreme Ängste, psychische Verletzungen, innere Spannungszustände, Prüfungsängste und Schockzustände abzubauen und Schlafprobleme zu beheben. Neroli gilt als Seelentröster in der Pubertät und hilft in Übergangs- und Umbruchsituationen, bei Heimweh und dem Wunsch nach Geborgenheit.
Neroli verträgt sich bestens mit Lavendel.

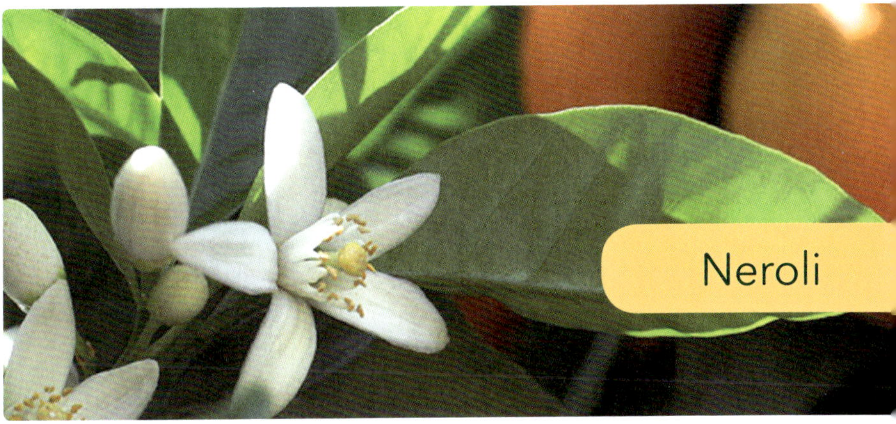

Neroli

Belebende Monoterpene aktivieren und regen an, Monoterpen-Alkohole erklären die hautfreundliche Wirkung. Sesquiterpen-Alkohole und Ester sind für die psychisch aufhellende und zugleich beruhigende Wirkung zuständig. Daher wird Neroli auch in extremen psychischen Situationen wie z.B. Burnout angewendet. Es hilft sogar bei nervösen Herzrhythmusstörungen.
Neroli ist ein relativ hochpreisiges ätherisches Öl, da man die riesige Menge von 1500 kg Bitterorangenblüten benötigt, um 1 kg dieses wertvollen Öles zu gewinnen. Es wird pur in 1 ml Fläschchen angeboten (VK ca. 18,00 €) oder 10%ig, verdünnt mit Alkohol, in 5 ml Fläschchen (VK ca. 12,00 €).
In den meisten Fällen ist das 10%ige Öl ausreichend wirksam. Für eine individuellere und intensivere Dosierung lohnt es jedoch, sich ein 1 ml Fläschchen unverdünntes Neroli-Öl zuzulegen. Mit der kleinen Pipette können Sie bis zu 30 Tropfen entnehmen. Unverdünntes Neroli-Öl wirkt so stark antibakteriell wie Thymian, ist aber viel milder und deshalb auch für Kinder bestens geeignet.
Dieses ätherische Öl ist jahrelang haltbar. Somit lohnt sich diese Investition.

Neroli in der Hausapotheke

Schnelle Hilfe für den Körper:

Schock, Ohnmacht	1 - 2 Tropfen NEROLI oder NEROLI 10% direkt auf Taschentuch, Duftvlies oder Duftstein träufeln und inhalieren. Es wirkt unterstützend wie die Notfalltropfen aus der Bachblütentherapie („Rescue“). Bei NEROLI 10% kurz den enthaltenen Alkohol verdunsten lassen, danach inhalieren.
Stressbedingte Herzschmerzen	10 ml Mandel- oder Jojobaöl 8 Tropfen NEROLI 10% (oder 3 Tr. NEROLI) Mischung zum leichten Massieren der Herzgegend. Kann Herzklopfen und Herzschmerzen mildern. Bitte einen Arzt aufsuchen.
Nervöse Bauchschmerzen	10 ml Mandelöl 3 Tropfen NEROLI 10% (oder 1 Tr. NEROLI) Mischung zum Massieren der Bauchregion mit sanft kreisender Hand im Urzeigersinn.

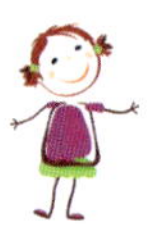

Schnelle Hilfe für die Psyche:

Erschöpfung, Stress, depressive Verstimmung, Heimweh	1 Tropfen Neroli oder 2 - 3 Tropfen Neroli 10% auf ein Taschentuch träufeln, daran direkt riechen und bewusst inhalieren. Beruhigt, hellt die Stimmung auf, bringt neue Energie und innere Kraft. Mischung für unterwegs: 10 ml Mandel- oder Jojobaöl 10 Tropfen Neroli 10% (oder 3 Tr. Neroli) Mischung zum Auftragen auf Pulse und Schläfen oder zum Riechen am Fläschchen.
Schüchternheit	1 - 2 Tropfen Neroli 10% Zum Schnuppern auf ein Taschentuch geben. Hilft bei Herzklopfen.

Neroli in bewährten Rezepturen zum Selbermischen:

Erschöpfung, Stress, Antriebslosigkeit, Schock

„Erste Hilfe"
Grundmischung
4 Tropfen Neroli 10% (oder 1 Tr. Neroli)
3 Tropfen Lavendel fein
2 Tropfen Zeder

Mischung für die Duftlampe
1x *„Erste Hilfe"*

Massageöl
30 ml Mandel- oder Jojobaöl
1x *„Erste Hilfe"*
Füße, Bauch und Rücken damit einreiben.

Vollbad:
2 EL Sahne
1x *„Erste Hilfe"*

Erschöpfung auf Reisen

Mischung für 10 ml Braunglas-Sprühflasche
10 ml Orangenblütenwasser
3 Tropfen Neroli 10%
1 Tropfen Zitrone
Mischung bei geschlossenen Augen aufs Gesicht sprühen.
Kann auch als Mundddusche verwendet werden.
Wegen des Zitronenölanteils innerhalb von 4 Monaten verbrauchen.

Akute Ängste, Prüfungsangst

„Kraftspender-Notfallspray"

Mischung für 30 ml Braunglas-Sprühflasche
1 ml Weingeist
30 ml Orangenblütenwasser
8 Tropfen Neroli 10% (oder 3 Tr. Neroli)
2 Tropfen Zeder
1 Tropfen Palmarosa
1 Tropfen Lemongrass

Ätherische Öle im Alkohol emulgieren und mit dem Orangenblütenwasser auffüllen. Kräftig schütteln.
Direkte Hilfe in Prüfungs- und Stresssituationen. Duftmischung über Kopf, Gesicht, Hals und Brustbein sprühen.
Regt die Tiefenatmung an.
Innerhalb von 6 Monaten verbrauchen.

Schock

„Schreck-Weg"

Mischung für 30 ml Braunglas-Flasche
30 ml Jojobaöl oder Mandelöl
8 Tropfen Neroli 10% (3 Tropfen Neroli)
3 Tropfen Palmarosa
2 Tropfen Orange
2 Tropfen Zeder
Fußsohlenmitte, Handinnenflächen und Solarplexusbereich damit einreiben.

Pubertät, Stimmungstief

„Young Lady"

Mischung für 30 ml Braunglas-Sprühflasche
30 ml Orangenblütenwasser
1 ml Weingeist
6 Tropfen Neroli 10%
3 Tropfen Orange
1 Tropfen Pfefferminze
1 Tropfen Lemongrass
1 Tropfen Palmarosa
Ätherische Öle im Alkohol emulgieren und mit dem Orangenblütenwasser auffüllen. Kräftig schütteln. Innerhalb von 6 Monaten verbrauchen.

Geschwächte Bronchien

„Brustbalsam Neroli"

Mischung für 20 g Cremedöschen
15 g Sheabutter
3 g Kakaobutter oder Kokosfett
8 Tropfen Neroli 10%
Fette im Wasserbad bei 40° C schmelzen und die Öle hinzugeben, abfüllen und erkalten lassen.

Schlaflosigkeit

„Schlaf finden"

Grundmischung
3 - 4 Tropfen Neroli 10%
1 - 2 Tropfen Lavendel fein
1 Tropfen Zeder

Mischung für die Duftlampe
1x *„Schlaf finden"*

20 Minuten vor dem Schlafengehen die Mischung in die Duftlampe träufeln. Danach ausschalten.

Mischung für 10 ml Roll-On
10 ml Jojobaöl
1x *„Schlaf finden"*
Auf Stirn und Schläfen streichen.

Trockene Haut

„Meine Haut"

Mischung für 50 ml Braunglas-Flasche
40 ml Jojoba- oder Mandelöl
10 ml Nachtkerzen- oder Wildrosenöl
4 Tropfen Neroli
3 Tropfen Palmarosa
Sanft auf die feuchte Haut auftragen und einmassieren.

Für das Gesicht:
40 ml Aprikosenkernöl
10 ml Nachtkerzen- oder Wildrosenöl
2 Tropfen Neroli
1 Tropfen Palmarosa

Geburtsvorbereitung

„Runder Bauch"

Mischung für 30 ml Braunglas-Flasche
20 ml Mandelöl
10 ml Nachtkerzen- oder Wildrosenöl
18 Tropfen Neroli 10%
2 Tropfen Lavendel fein oder L. extra
6 Tropfen Palmarosa

Den Bauch mit Rosenwasser einsprühen und danach den feuchten Bauch mit der Mischung sanft massieren. Diese Öl-Wasseremulsion pflegt die Bauchregion, macht sie geschmeidig und dehnungsfähig.

Vollbad:
2 EL Sahne
2 EL Honig (Akazie)
1x Mischung *„Runder Bauch"*
mit Sahne und Honig emulgieren.

Winterdepression

„Winterblues"
Airspray
Mischung für 50 ml Braunglas-Sprühflasche
20 ml Weingeist
30 ml Orangenblütenwasser
25 Tropfen Neroli 10%
8 Tropfen Orange
5 Tropfen Zitrone
3 Tropfen Lavandin
2 Tropfen Zeder

Mentale Angespanntheit, Überreiztheit

„Lass los"
Airspray
Mischung für 50 ml Braunglas-Sprühflasche
20 ml Weingeist
30 ml Orangenblütenwasser
5 Tropfen Neroli 10%
10 Tropfen Lavendel extra
10 Tropfen Lavendel fein

Stress

„Stressless"

Mischung für die Duftlampe

2 Tropfen Neroli 10%

5 Tropfen Zitrone

1 Tropfen Palmarosa

1 Tropfen Zeder

„Sonne für die Psyche"

Orange

Citrus sinensis

Körperliche Wirkung:
antiseptisch, antibakteriell, durchblutungsfördernd, entschlackend, entstauend, entzündungshemmend, gewebestärkend, krampflösend, lymphentstauend, schmerzlindernd, atmosphärisch reinigend und leicht desinfizierend

Psychische Wirkung:
angstlösend, aufhellend, belebend, nervenberuhigend, psychisch ausgleichend bei Stress, Unruhe und depressiver Verstimmung

Allgemeine Beschreibung:

Die Apfelsine, der „Apfel aus China", wie der lateinische Name verrät, stammt ursprünglich – wie sämtliche Zitruspflanzen – aus China und hat dort in der „Traditionellen Chinesischen Medizin" einen hohen Stellenwert.

Orangen-Öl wird von allen Altersgruppen gemocht – vom Kind bis zum älteren Menschen begleitet es die Generationen. Neben dem Lavendel-Öl ist es das meist verwendete und bekannte ätherische Öl.

Es wird durch Kaltpressung der Schale gewonnen. Aus diesem Grund ist Bio-Qualität besonders wichtig.

Das beste Orangen-Öl kommt aus Sizilien. Das warme Klima dort und die vulkanische Bodenbeschaffenheit sorgen für seine erstklassigen Inhaltsstoffe.

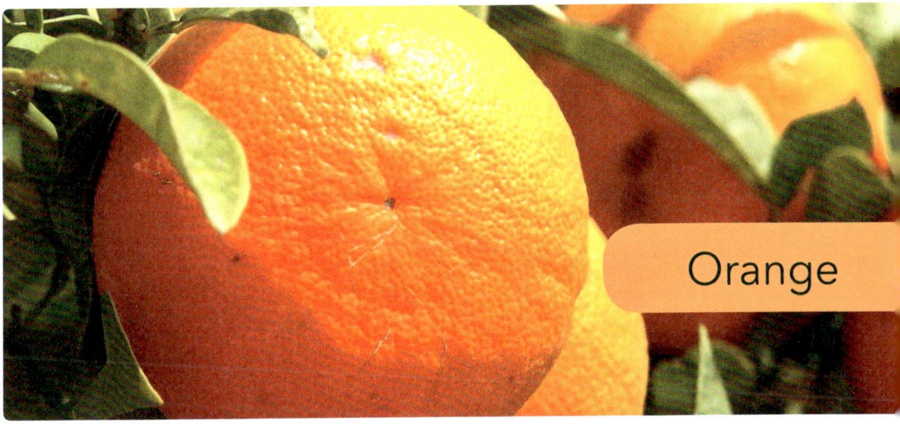

Orange

Die Orangenschale enthält nur geringe Mengen an α-Sinesal, dennoch ist dieser Inhaltsstoff für den typischen Orangenduft sowie für die „gute Laune“ verantwortlich.
Orangen-Öl gilt als echtes Nerventonikum, das beruhigend, entspannend und aufbauend wirkt. Es eignet sich hervorragend für hyperaktive Kinder, am besten in der Duftlampe.
Orangen-Öl vermittelt Heiterkeit, Wärme und Unbeschwertheit, macht neugierig und nimmt die Angst vor Unbekanntem. Es hilft Angstgefühle abzubauen und wird deshalb gerne in der Beduftung von Wartezimmern und Arztpraxen eingesetzt.
Der sehr hohe Prozentsatz an Monoterpenen (90%) enthält bis zu 80% Limonen. Dies erklärt die oben genannten positiven Effekte sowie die belebende, reinigende und desinfizierende Wirkung.

Vorsicht!
Orangen-Öl kann in hoher Dosierung (über 1%) bei Anwendungen auf der Haut irritieren und reizen, vor allem in Verbindung mit warmem Wasser.
Es empfiehlt sich der Ellenbeugentest (siehe Seite 9).
Das angebrochene Öl innerhalb eines Jahres verbrauchen.

Orange in der Hausapotheke

Schnelle Hilfe für den Körper:

Antriebslosigkeit 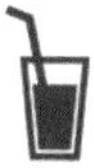	2 - 3 Tropfen ORANGE 1 TL Agavendicksaft 500 ml stilles Wasser oder Mineralwasser Orangen-Öl mit Agavendicksaft vermengen und mit Wasser aufgießen. Allgemein vitalisierend. Wirkt anregend auf Herz und Kreislauf und ist harntreibend.
Geschwächte Mundschleimhaut 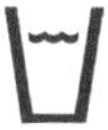	2 Tropfen ORANGE 1 TL Orangenblütenwasser Mischung in ein Glas Wasser geben und mit stillem Wasser auffüllen. Gurgeln und durch die Zähne ziehen. Danach ausspucken. Stärkt die Mundschleimhäute.

Schnelle Hilfe für die Psyche:

Emotionale Erschöpfung, Heimweh	1 Tropfen ORANGE auf ein Taschentuch träufeln, daran riechen und bewusst inhalieren. Beruhigt und wirkt aufmunternd.

Lernmüdigkeit

1 Tropfen ORANGE auf einen Miniduftstein träufeln. Für Schreibtisch oder Schule als Motivations- und Lernhilfe.

„Lernerle"

1 Tropfen ORANGE auf einen Miniduftstein für die Schule zur Motivation und als Lernhilfe. Mit einem „Zauberspruch" von Mama oder Papa ist das besonders hilfreich.

Orange in bewährten Rezepturen zum Selbermischen:

Erkältung

„Zitrus-Caje-Wohl"

Mischung für die Duftlampe
4 Tropfen ORANGE
3 Tropfen ZITRONE
3 Tropfen CAJEPUT
Wirkt raumdesinfizierend.

Für Kinder ½ Rezept

Immunstimulanz

„Sanddorn-Vitaldrink"

½ TL Sanddornöl oder Sanddorn-Ursaft
3 Tropfen ORANGE
½ Liter Wasser
Öle miteinander vermengen, mit Wasser auffüllen und über den Tag verteilt trinken.

Nervosität, Unruhezustände, Ängste

„Sonne im Herzen"
4 Tropfen Orange
4 Tropfen Neroli 10%
2 Tropfen Zeder

Ödeme, lymphatischer Stau

„Wasser marsch"
Ölmischung zum Einreiben
50 ml Sesam- oder Mandelöl
10 Tropfen Orange
5 Tropfen Lemongrass
2 Tropfen Immortelle
3 Tropfen Lavendel fein
Beine, Oberarme, Bauch und gestaute Bereiche leicht damit einmassieren. Es ist wichtig, begleitend und unterstützend zu dieser Behandlung viel zu trinken. Wirkt entwässernd.

Cellulite

„Orangenhautöl"
Ölmischung zum Einreiben
100 ml Sesam- oder Mandelöl
20 Tropfen Orange
14 Tropfen Palmarosa
10 Tropfen Lemongrass
In die Hautpartien einmassieren.

Stimmungsschwankungen

„Gute Laune"
Mischung für die Duftlampe
5 Tropfen Orange
3 Tropfen Zitrone

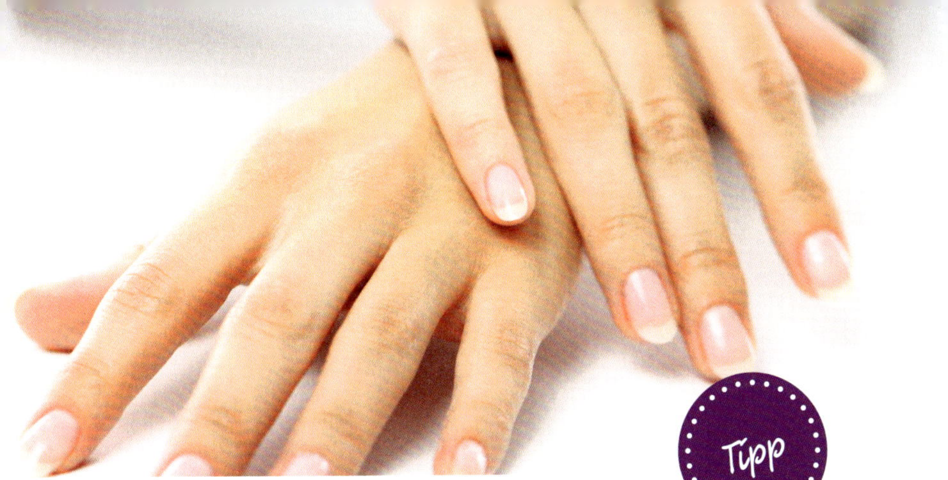

Tipp

Handmassagen zur Stimmungsaufhellung

„Orangen-Nerolikraft"

Zum Loslassen

Ölmischung für die Handmassage
50 ml Mandel- oder Jojobaöl
8 Tropfen ORANGE
3 Tropfen NEROLI 10%

„Orangen-Zedernkraft"

Zur mentalen Stärkung

Ölmischung für die Handmassage
50 ml Mandel- oder Jojobaöl
10 Tropfen ORANGE
1 Tropfen ZEDER

Jeden einzelnen Finger einer Hand mit der Ölmischung einölen und durchmassieren. Danach die Innenhandfläche im Uhrzeigersinn massieren, zur anderen Hand wechseln und dieselbe Schrittfolge wiederholen.
Zum Abschluss beide Hände ineinander reiben und leicht durchkneten.
Sie werden Ihre Hände neu erleben.

Palmarosa

„Starke Wirkung und sanft für die Haut"

Cymbopogon martinii var. motia

Körperliche Wirkung:
stark antibakteriell, stark antimykotisch, antiviral, antiallergisch, desodorierend, entzündungshemmend, immunstärkend, hautregenerierend, herzstärkend, krampflösend, verdauungsfördernd

Psychische Wirkung:
ausgleichend, beruhigend, entspannend, hilft bei Kummer, Trauer, Ängsten, innerem Druck und Stress

Allgemeine Beschreibung:

Palmarosa ist ein tropisches Gras, das zur Familie der Süßgrasgewächse gehört. Angebaut wird es in Indien, Nepal und Madagaskar. Palmarosa wirkt vor allem durch den Inhaltsstoff Geraniol gegen Pilze, Bakterien und Viren. Es hat hautpflegende und – regenerierende Eigenschaften und kann aufgrund seiner hautfreundlichen Wirkung direkt pur auf die Haut aufgetragen werden.
Für Infektionen und kleinere Wehwehchen, die eine Familie jahrein, jahraus begleiten, ist Palmarosa-Öl sehr hilfreich: von Nasennebenhöhlen- und Mittelohrentzündung über Windeldermatitis bis hin zu Fußpilz.
In Zäpfchen eingearbeitet ist es sehr wirkungsvoll bei Vaginalpilz.
Aknepickelchen können mit einem kleinen Roll-On, der zusätzlich Manuka-Öl und verdünnten Alkohol enthält, betupft werden, ebenso Mitesser.
Palmarosa-Öl hilft außerdem bei Kummer, depressiven Zuständen und Trauer.

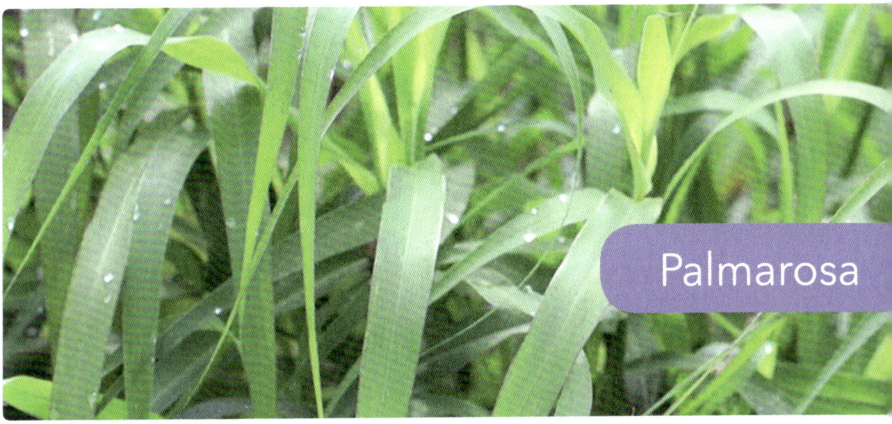

Palmarosa

Das nach Rose duftende Süßgras ist ein idealer Ersatz für die kostspielige echte Rose und darf in keiner Hausapotheke fehlen.

Das echte Rosen-Öl (häufig wird unter „Rose" lediglich ein Verschnitt aus Palmarosa und Rosengeranie im Handel angeboten) ist differenzierter und gehaltvoller. Es enthält mehr als vierhundert Inhaltsstoffe.
Man benötigt circa 5000 kg Rosenblüten für einen Liter Rosen-Öl. Von daher ist der hohe Preis des kostbaren Rosen-Öls gerechtfertigt. Dagegen benötigt man nur 50 kg Palmarosagras, um einen Liter Palmarosa-Öl zu erhalten.
Das angebrochene Palmarosa-Öl sollte innerhalb von zwei Jahren verbraucht sein; anderenfalls verliehrt es mit der Zeit seinen zarten, rosigen Duft.
Das Palmarosa-Öl kann von Menschen jeden Alters aufgrund seiner guten Verträglichkeit verwendet werden.

Palmarosa in der Hausapotheke

Schnelle Hilfe für den Körper:

Nagelbettentzündung, Nagelpilz	1 - 2 Tropfen PALMAROSA direkt auf die gerötete und verletzte Stelle auftragen. Palmarosa kann pur auf der Haut angewendet werden, ohne sie auszutrocknen.
Hautverletzungen, Schürfwunden	3 - 5 Tropfen PALMAROSA auf die verletzte Hautstelle träufeln. Reinigt und desinfiziert die Wunden und wirkt zusätzlich entzündungshemmend.
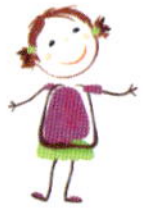	Für Kinder: 1 - 2 Tropfen PALMAROSA. Die Haut um die Verletzung herum mit Mandelöl pflegen.
Gerötete Haut, Nesselbläschen	1 Tropfen PALMAROSA auf die betroffenen Stellen auftragen. Die Bläschen verschwinden und die Haut beruhigt sich.
Insektenstiche	Für die Soforthilfe: Auf Stiche oder juckende Hautstellen pur 1 Tropfen PALMAROSA auftragen. Hält zusätzlich die Mücken fern.

Für unterwegs:
10 ml Mandelöl
6 Tropfen PALMAROSA
Auf Stiche und gerötete Hautpartien großzügig auftragen. Lindert Juckreiz und lässt die Schwellung abklingen.

Für Kinder:
10 ml Mandelöl
3 Tropfen PALMAROSA
Auf Stiche und juckende Hautstellen auftragen.

Schnelle Hilfe für die Psyche:

Spannungszustände

1 - 3 Tropfen PALMAROSA auf Taschentuch, Duftvlies oder Duftstein träufeln, Schnuppern und bewusst inhalieren.
Löst Spannungszustände, beruhigt und besänftigt.

Für Kinder:
1 Tropfen PALMAROSA
Auf ein Taschentuch geben und schnuppern lassen.

Nervosität, Unruhe

1- 3 Tropfen PALMAROSA in die Duftlampe träufeln.
Hilft zu entspannen und loszulassen.

Palmarosa in bewährten Rezepturen zum Selbermischen:

Emotionsbedingtes Herzrasen, Herzstärkung

„Herzenssache"
Mischung für 30 ml Braunglas-Sprühflasche
1 ml Weingeist
30 ml Rosenwasser
9 Tropfen Palmarosa
3 Tropfen Orange
2 Tropfen Zeder
1 Tropfen Neroli (oder 3 Tr. Neroli 10%)

Ätherische Öle im Alkohol emulgieren und mit dem Rosenwasser auffüllen.
Vor Gebrauch gut schütteln.

Über Kopf, Gesicht, Hals und Brustbein sprühen. Diese Behandlung hilft sofort, beruhigt und regt die Tiefenatmung an.
Die Mischung innerhalb von 6 Monaten verbrauchen.
Akute Herzbeschwerden müssen selbstverständlich mit Ihrem Arzt abgeklärt werden.

Engegefühl, Angst

„Duftpflaster"
Ölmischung für 10 ml Fläschchen
10 ml Jojobaöl
2 - 3 Tropfen Palmarosa
2 Tropfen Lavendel extra
1 Tropfen Zeder
1 Tropfen Orange

Auf ein großes hautfreundliches Pflaster oder eine Kompresse 2 - 4 Tropfen träufeln und auf Höhe des Herzens fixieren.

Für Kinder:
Nur 1 - 2 Tropfen der Mischung

Kummer

„Kummertrost"
Mischung für die Duftlampe
6 Tropfen Palmarosa
4 Tropfen Orange

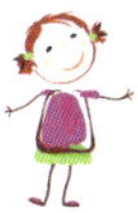

Für Kinder die Tropfenzahl halbieren.

Stress, Herzklopfen

„Stresslöser"
Mischung für die Duftlampe
5 Tropfen Palmarosa
3 Tropfen Lavendel fein
1 Tropfen Zeder

Liebeskummer

„Herzeleid"
Mischung für die Duftlampe
4 Tropfen Palmarosa
2 Tropfen Lavendel fein
3 Tropfen Neroli 10%
2 Tropfen Orange

Herpes

„Herpeshilfe"
1 Tropfen Palmarosa
1 Tropfen Lavendel extra

Sobald es anfängt zu jucken, Mischung pur auf die betroffenen Stellen auftragen.

Akne, Pickelchen, Mitesser

„Adé"

Mischung für 10 ml Roll-On
10 ml Weingeist od. Orangenblütenwasser
3 Tropfen Palmarosa
2 Tropfen Manuka
Bei Akne mit *„Akneöl"* siehe unten nachbehandeln.

„Akneöl"

10 ml Jojobaöl
4 Tropfen Palmarosa
2 Tropfen Manuka oder Lavendel fein

Windeldermatitis, Wundliegen

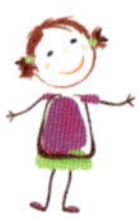

„Babypflege"

Mischung für 50 ml Pflegeöl
50 ml Mandelöl
5 Tropfen Palmarosa
4 Tropfen Lavendel fein
Den Babypo nach gründlicher Reinigung mit Rosenwasser befeuchten.
Danach die Plegeölmischung auftragen.

Pilzinfektion im Intimbereich

„Anti-Mykose"

Rezeptur von Margit Enz (siehe Lit. Verz.)
Grundmischung Pflegeöl
50 ml Mandel- oder Sesamöl
10 Tropfen Palmarosa
50 Tropfen Teebaum

50 Tropfen Lavendel extra
Behandlung 2x täglich.

Für Waschungen:
5 Tropfen *„Anti-Mykose“*
ins Waschwasser geben.

Entzündete Haut

„Hautschutz“
Mischung für 50 ml Braunglas-Flasche
50 ml Mandelöl
10 Tropfen Sanddornöl
12 Tropfen Palmarosa
3 Tropfen Lavendel fein
3 Tropfen Manuka
Ölmischung mehrmals täglich auftragen. Wirkt entzündungshemmend und beruhigend. Vorsicht, Sanddornöl färbt!

Fuß- und Nagelpilz

„Pflegender Nagelbalsam“
Für zwei 15 g Cremedöschen
20 g Sheabutter
10 ml Mandelöl
8 Tropfen Palmarosa
5 Tropfen Teebaum
5 Tropfen Manuka
2 Tropfen Lavendel extra
Sheabutter im Wasserbad auf 40° C erhitzen, Öle untermischen und abkühlen lassen. Um das betroffene Nagelbett und in die Zehenzwischenräume einmassieren.

„Mitte und Stärke finden"

Zeder

Cedrus atlantica, C. libani

Körperliche Wirkung:
antiallergisch, entzündungshemmend, blutdrucksenkend, schmerzstillend, schleimlösend, insektenabwehrend

Psychische Wirkung:
angstlösend, aufrichtend, beruhigend, bei Burnout-Syndrom, innerer Erschöpfung und Trauer; hilft, zur inneren Mitte zu finden, zur Sterbebegleitung gut geeignet

Allgemeine Beschreibung:

Zedernholz-Öl fand man bereits als Grabbeigabe in alten Tongefäßen aus der Zeit der Pharaonen.
Wissenschaftliche Untersuchungen ergaben, dass die Ägypter den Leichnam ihrer Herrscher damit einbalsamierten, was auf die stark konservierende und desinfizierende Eigenschaft des Öls hinweist.
Die Atlaszeder ist vorwiegend in Nordafrika und Frankreich beheimatet.
Das wertvolle ätherische Öl wird aus Zedern-Holzspänen in mehreren Destillationsschüben aufwändig bis zu 24 Stunden lang destilliert.
Zedern-Öl hat große Wirkung auf Haut, Schleimhaut und Psyche.
Der hohe Anteil an Sesquiterpenen (70% - 80%) wirkt antiallergisch und zellstabilisierend.
Die antibakterielle und antimykotische Eigenschaft entdeckte man bereits im 19. Jahrhundert.

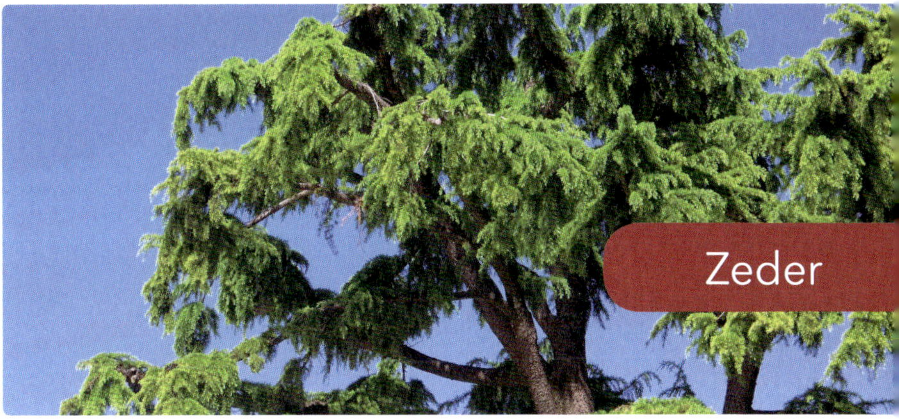

Zeder

Zedern-Öl wird bevorzugt bei Nervenschmerzen und stressbedingten Erkrankungen eingesetzt.
Es hilft Aggressionen und Ärger abzubauen, löst Spannungen und verleiht innere Kraft.
Generell gilt es als ein Stärkungsöl, das unerschütterlich macht und hilft, das Selbstvertrauen wieder aufzubauen.
Es schenkt inneren Halt und hilft in Umstellungsphasen, bei Veränderung und Neubeginn: sei es in Beruf oder Schule, bei Wohnungs- oder Ortswechsel, bei Trennung und Verlust.

Nicht zufällig gilt die Zeder als „Baum der Kraft".

Vorsicht!
Nicht verwechseln mit dem billigen „Virginia-Zedern-Öl",
das wehenanregend, durchblutungsfördernd und allgemein sehr anregend wirkt, im Gegensatz zum echten Atlaszedernöl.
Immer auf Qualität und den botanischen Namen achten.

Zeder in der Hausapotheke

Schnelle Hilfe für den Körper:

Husten	Brustöl mit Zeder 10 ml Mandelöl 4 Tropfen Zeder Auf Brust und obere Atemwege leicht einmassieren.

Schnelle Hilfe für die Psyche:

Trennungsschmerz, Trauer	1 - 2 Tropfen Zeder direkt auf Schläfen, Handpulse und Solarplexus auftragen. Auf Taschentuch, Duftstein oder Vlies träufeln, bewusst daran riechen. Gibt Zuversicht, Vertrauen und Stabilität.
Nervliche Erschöpfung	1 - 3 Tropfen Zeder auf ein Taschentuch träufeln, daran riechen und bewusst inhalieren. Beruhigt, gleicht aus und hilft, die eigene innere Kraft wieder zu finden.

Zeder in bewährten Rezepturen zum Selbermischen:

Unsicherheit,
Ängste

„Schutzöl"
Mischung für 10 ml Braunglas-Fläschchen
10 ml Mandel- oder Jojobaöl
1 Tropfen Zeder
2 Tropfen Palmarosa
3 Tropfen Orange
Mit der Mischung Puls, Nacken, Solarplexus und Handinnenflächen leicht massieren.

Unsicheres
Schulkind

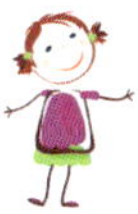

„Baumstark"
Mischung für die Duftlampe im Kinderzimmer
2 Tropfen Zeder
4 Tropen Orange

alternativ:
1 Tropfen Zeder
2 Tropfen Orange
Auf einen Miniduftstein träufeln, diesen in die Schule mitnehmen und immer wieder daran schnuppern lassen.

Stress, Burnout

„Antistress"
Mischung für die Duftlampe
3 Tropfen Zeder
2 Tropfen Palmarosa
3 Tropfen Neroli 10%

Mischung für 10 ml Braunglas-Fläschchen
10 ml Mandel- oder Jojobaöl
1x Mischung „*Antistress*"
Puls, Nacken, Solarplexus und Handinnenflächen damit einreiben.

Schlafstörungen

„*Tiefschlaf*"
Mischung für die Duftlampe
2 - 3 Tropfen Zeder
1 Tropfen Palmarosa
2 Tropfen Lavendel extra
Kann die Nacht über eingesetzt werden, wenn der Schlaf nicht kommen will.

Mischung für 10 ml Braunglas-Fläschchen
10 ml Mandel- oder Jojobaöl
1x Mischung „*Tiefschlaf*"
Puls, Nacken, Solarplexus und Handinnenflächen damit einreiben.

Atemwegserkrankung

„*Zedernwald und Myrtenduft*"
Mischung zur Inhalation
(Anleitung siehe Seite 50)
1 Tropfen Zeder
1 Tropfen Cajeput

Bronchitis

„*Brustöl*"
Mischung zum Einreiben
30 ml Sesamöl
3 Tropfen Zeder

5 Tropfen PALMAROSA
3 Tropfen CAJEPUT
2 Tropfen LATSCHENKIEFER
Brust und Rücken einreiben.

Trockene Ekzeme

„Hautwohl"
Mischung zum Einreiben
30 ml Mandel- oder Jojobaöl
5 Tropfen ZEDER
5 Tropfen PALMAROSA
Die betroffenen Stellen einreiben, mehrmals wiederholen. Allergiemindernde Wirkung.

Trauer, Trennungsschmerz

„Loslassen"
Mischung für die Duftlampe
3 Tropfen ZEDER
3 Tropfen NEROLI 10%

Mischung zum Einreiben
10 ml Mandelöl
1x Mischung *„Loslassen"*
Auf Handinnenflächen, Handpulse, Schläfen und Solarplexus verteilen.

„Trauerbewältigung"
Mischung für die Duftlampe
3 Tropfen ZEDER
5 Tropfen ORANGE

Kopfläuse

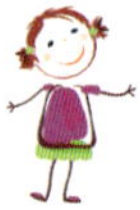

„Verschwindibus Shampoo"

Läuse-Shampoo
200 ml neutrales Shampoo (Bioladen)
12 Tropfen Zeder
15 Tropfen Teebaum
15 Tropfen Palmarosa
5 Tropfen Lavandin oder Lavendel fein

Vorsicht beim Shampoonieren der Haare, das Shampoo nicht in die Augen bringen. Gut auswaschen und mit einem frischen Handtuch trocknen, danach mit dem unten genannten „Verschwindibus" Läuse-Öl einölen.

„Verschwindibus Öl"

Läuse-Öl
100 ml Neem- oder Sesamöl
12 Tropfen Zeder
15 Tropfen Teebaum
15 Tropfen Palmarosa
5 Tropfen Lavandin oder Lavendel fein

Nach der Haarwäsche die Haare, je nach Länge und Dichte, mit ein bis zwei Handvoll Läuse-Öl kräftig einölen und mit einem Handtuch auf dem Kopf ein halbe Stunde einwirken lassen. Danach wieder shampoonieren und die Haare mit einem Nissenkamm auskämmen.
Nach acht Tagen die Behandlung wiederholen, damit eventuell neu ausgeschlüpfte Läuse entfernt werden können.

Was Sie zusätzlich benötigen

Wertvolle Basis- und Samenöle, Mazerate und Wachse

Aloe Vera Öl
Ein Mazerat auf Rapsölbasis. Wirkt hautberuhigend, schützt und strafft die Haut, spendet Feuchtigkeit.
Aprikosenkernöl
wird aus den Kernen der Aprikose kalt gepresst. Das Öl aktiviert den Hautstoffwechsel und hilft der Haut, Feuchtigkeit zu speichern und sie zu regulieren.
Johanniskrautöl
Ein Mazerat auf Olivenölbasis, auch unter dem Begriff „Rotöl" bekannt. Es ist wegen seiner wärmenden, harmonisierenden und schmerzstillenden Eigenschaften beliebt.
Leicht färbend.
Vorsicht: Photosensibilisierend. Nach der Behandlung einige Stunden Sonne oder Sonnenstudio meiden.
Jojobaöl
Ein flüssiges Wachs, das aus den Jojobanusskernen gepresst wird. Es bleibt bei Zimmertemperatur flüssig und wird ab 10 Grad fest.
Jojobaöl ist sehr lange haltbar, da es nicht ranzig wird. Es zieht rasch in die Haut ein und wird durch seine hautpflegenden und hautschützenden Eigenschaften allseits geschätzt.

Beim Einkauf der Basisöle auf Kaltpressung und Bio-Qualität achten.
Billige, mineralölhaltige Baby-, Körper- und Massageöle, Melkfett und Vaseline sind nicht für die Zugabe von ätherischen Ölen zu empfehlen.

Kakaobutter
wird aus den gerösteten Samen des Kakaobaumes kalt gepresst; ideal als Konsistenzgeber für Balsame.
Mandelöl
wird aus den Kernen der Mandeln kalt gepresst; ein Klassiker unter den Basis- und Massageölen.

Mandelöl eignet sich gut für die Babypflege und allgemein für Einreibungen bei trockener, spröder und empfindlicher Haut.

Sanddornöl

Kaltgepresstes Samenöl aus dem Fruchtfleisch der Sanddornbeeren: Der Spezialist zur Haut- und Schleimhautregeneration, ein Multivitamin- und Schutzöl. Bitte beachten Sie bei der Anwendung, dass das Öl stark färbt.

Sesamöl

Ein Öl aus Kaltpressung der Samen. Es hat wärmende Eigenschaften und wird im Ayurveda zur Entgiftung eingesetzt.

Sheabutter

Ein mühsam gewonnenes festes Wachs aus den Früchten des Sheanussbaums, das sich für Balsame bestens eignet. Es macht die Haut besonders geschmeidig, beschleunigt Heilungsprozesse und schützt vor Wind und Wetter.

Wildrose

Ein kaltgepresstes Samenkernöl (Hagebuttensamen) aus der Wildrose. Es enthält sehr hohe Anteile ungesättigter Fettsäuren und eignet sich besonders zur Hautregeneration.

Pflanzenwässer / Hydrolate:

Hamamelis-, Orangenblüten- und Rosenwasser sind Beiprodukte der Destillation. Hersteller von hochwertigen ätherischen Ölen führen die entsprechenden Pflanzenwässer.

Weitere Zutaten:

Ethanol 90% ist handelsüblich auch unter der Bezeichnung Weingeist erhältlich. Kann auch durch Wodka ersetzt werden.
Honig, Meersalz und Naturseife (Emulgatoren).

Technisches Zubehör:

Braun- oder Blauglasflaschen, Pumpzerstäuber, Cremedöschen, Rührstäbe, Spatel, kindersichere Verschlüsse und Etiketten.
Erhältlich im Fachhandel oder über das Internet.

Symptome-Register von A - Z

F

G

H

I

J

K

L

M

N

O

P

R

S

T

U

V

W

Z

Literaturhinweis

Deutsch, Evelyn; Buchmayr, Bärbl; Eberle, Marlene:
Aromapflege Handbuch,
Grasl Verlag, 2. Auflage 2013

Enz, Margrit:
Die Heilkräfte der ätherischen Öle,
Joy Verlag, 2007

Fischer-Rizzi, Susanne:
Himmlische Düfte,
AT Verlag, 2011

Kettenring, Maria:
Ätherische Öle ganzheitlich anwenden,
Irisiana Verlag, 2013

Kettenring, Maria:
Duftküche - 80 Vitalrezepte mit ätherischen Ölen, Kneipp Verlag, 2012

Moya, Gabriel:
Aromatherapie für die Seele,
Goldmann Verlag, 1999

Nübling, Kurt:
Aromatherapie für Einsteiger,
Koha Verlag, 2012

Primavera Life GmbH:
Fachbücher der Aromatherapie Band I-III, Facharbeiten der Aromaexperten,
Eigenverlag

Wabner, Dietrich; Beier, Christiane:
Aromatherapie, Grundlagen,
Wirkprinzipien, Praxis,
Urban & Fischer Verlag, 2009

Werner, Monika; von Braunschweig, Ruth:
Praxis Aromatherapie, Haug Verlag 2006

Wollner, Fred und Ingrid:
Der neue Duftführer, Eigenverlag, 2010

Zeh, Katharina:
Das Handbuch der ätherischen Öle,
Joy Verlag, 2009

Zimmermann, Eliane:
Aromatherapie, die Heilkraft ätherischer Pflanzenöle, Irisiana Verlag, 2012

Bezugsquellen

Ätherische Öle, Basisöle und Pflanzenwässer sowie Zubehör zur Herstellung der Rezepturen aus diesem Buch erhalten Sie in Apotheken, Naturkostläden, Reformhäusern, Drogeriemärkten und in vielen Online Shops.

Impressum

Die in diesem Buch enthaltenen Empfehlungen und Angaben sind von der Autorin mit größter Sorgfalt zusammengestellt und geprüft worden. Eine Garantie für die Richtigkeit der Angaben kann aber nicht gegeben werden. Autorin und Verlag übernehmen keine Haftung für Schäden und Unfälle. Bitte setzen Sie bei der Anwendung der in diesem Buch enthaltenen Empfehlungen Ihr persönliches Urteilsvermögen ein.

Bibliografische Informationen der Deutschen Bibliothek:
Die Deutsche Nationalbibliothek verzeichnet diese Publikation in der Deutschen Nationalbibliografie; detaillierte bibliografische Daten sind im Internet über http://dnb.d-nb.de abrufbar.

Das Werk einschließlich aller seiner Teile ist urheberrechtlich geschützt. Jede Verwertung außerhalb der engen Grenzen des Urheberrechtsgesetzes ist ohne Zustimmung des Verlages unzulässig und strafbar. Das gilt insbesondere für Vervielfältigungen, Übersetzungen, Mikroverfilmungen und die Einspeicherung und Verarbeitung in elektronischen Systemen.

© 2014, 2024 Eugen Ulmer KG
Wollgrasweg 41, 70599 Stuttgart (Hohenheim)
E-Mail: info@ulmer.de
Internet: www.ulmer-verlag.de
Lektorat: Eva M. Diller
Herstellung: Feliza K.-von Beckerath, Oy-Mittelberg
Druck und Bindung: AZ Druck und Datentechnik GmbH, Kempten
Printed in Germany

ISBN 978-3-8186-2419-4

MIX
Papier | Fördert gute Waldnutzung
FSC® C008457

Bildnachweis

Titelbild: © fovito - Fotolia.com
Umschlag: © Subbotina Anna - Fotolia.com; © unpict - Fotolia.com
Autorenfoto: Oliver Weiner

Inhalt:
Mit freundlicher Genehmigung:
© Primavera Life GmbH: S. 11, 41, 49, 57, 59, 83, 89
© Ian Percy, Australien: S. 57, 105
© Creative Commons.org.: Jan Rehschuh, S. 57, 99
© Australianseeds S. 11, 33

Bildagenturen:

Fotolia: © Floydine - Fotolia.com S. 10, 11 © fovito - Fotolia.com S. 13; © jedi-master Fotolia.com S. 65; © apops - Fotolia.com S. 31; © Glaser - Fotolia.com S. 57, 67; © Sergejs Rahunoks - Fotolia.com S. 103; © Liane M. - Fotolia.com, S. 57, 113 ; © Altin Osmanaj - Fotolia.com S. 11, 25; Icons: © Strezhnev Pavel - Fotolia.com; © Atlantis - Fotolia.com © snyggg.de - Fotolia.com © iconshow - Fotolia.com; © Floydine - Fotolia.com S. 4; iStock.com: © Satit Srihin S. 57, 75

PRIMAVERA®

PFLANZENKRÄFTE FÜR
KÖRPER, GEIST & SEELE

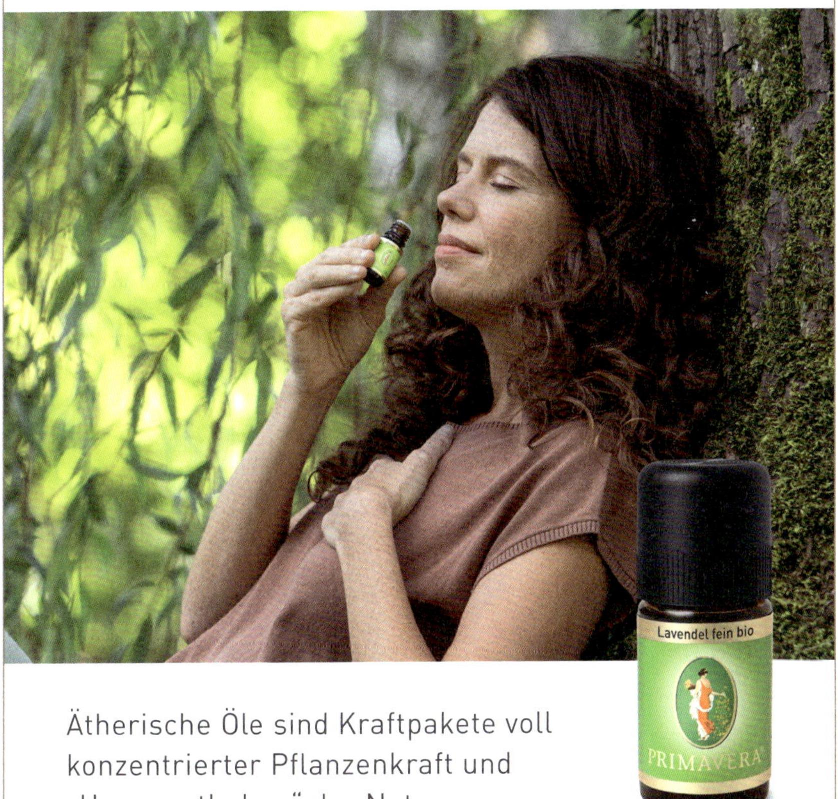

Ätherische Öle sind Kraftpakete voll konzentrierter Pflanzenkraft und „Hausapotheken" der Natur.

VEGAN BIO

www.primaveralife.com

Anusati Thumm & Maria M. Kettenring

Zitrusdüfte

Die Heilkraft der ätherischen Öle von Orange, Zitrone, Limette & Co.

Klappenbroschur, vierfarbig

ISBN 978-3-96199-014-6

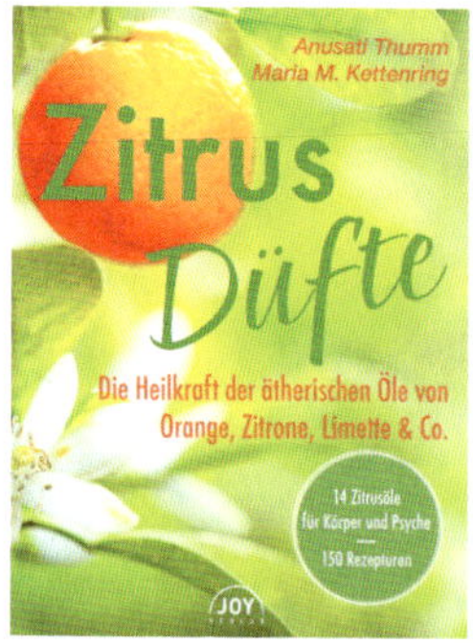

Anusati Thumm & Maria M. Kettenring

Waldmedizin

Die Heilkraft der ätherischen Baumöle

Klappenbroschur, vierfarbig

ISBN 978-3-96199-004-7

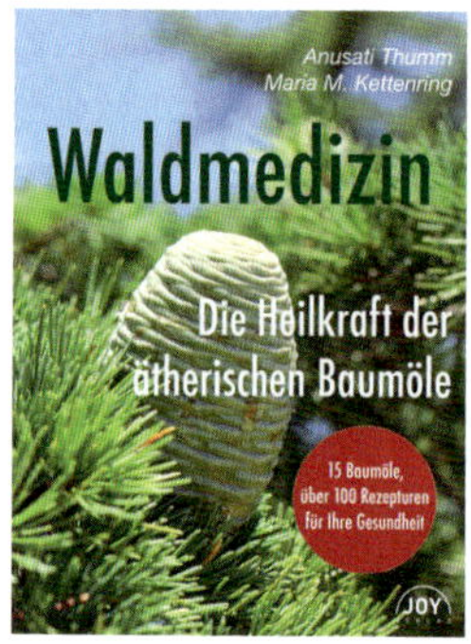

Anusati Thumm & Maria M. Kettenring

Ätherische Öle in der Erkältungszeit

Schnelle Hilfe bei Husten, Schnupfen und grippalen Infekten

Broschur, vierfarbig

ISBN 978-3-96199-013-9

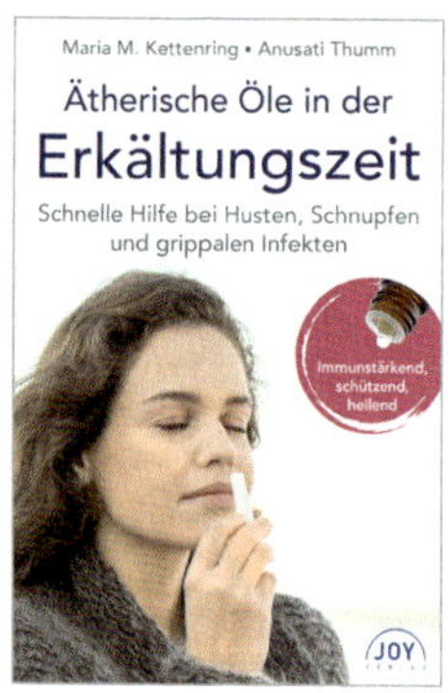